PAN CETOGÉNICO

Recetas de Pan Casero para una Dieta Baja en Carbohidratos para Bajar de Peso: Panes, Panecillos, Palitos de Pan, Pan de Maíz, Magdalenas, Gallettas, Tortillas, Pizza y Recetas Sin Gluten

KELLY KETLIS

ISBN: 978-1-80111-954-2

Copyright © 2019 Kelly Ketlis

Todos los derechos reservados. Ninguna parte de esta guía puede ser reproducida en forma alguna sin permiso escrito del editor, excepto en el caso de citas breves incorporadas en críticas o reseñas.

Aviso legal

La información contenida en este libro y su contenido no tiene por objeto reemplazar o sustituir ninguna forma de asesoramiento médico o profesional; y no pretende sustituir la necesidad de asesoramiento o servicios médicos, financieros, jurídicos o profesionales, según sea necesario. El contenido y la información de este libro se han proporcionado únicamente con fines educativos y de entretenimiento.

El contenido y la información de este libro han sido recopilados de fuentes consideradas fiables y son exactos según el conocimiento, la información y la creencia del Autor. Sin embargo, el Autor no puede garantizar su exactitud y validez y no puede ser considerado responsable de ningún error y/u omisión. Además, se realizarán periódicamente cambios en este libro cuando y como sea necesario. Cuando sea apropiado y/o necesario, debe consultar a un profesional (incluyendo, pero no limitándose a su médico o cualquier otro asesor profesional) antes de usar cualquiera de los remedios, técnicas o información sugeridos en este libro.

Al usar el contenido y la información contenida en este libro, usted acepta exonerar al Autor de cualquier daño, costo y gasto, incluidos los honorarios legales que puedan resultar de la aplicación de la información provista por este libro. Este descargo de responsabilidad se aplica a cualquier pérdida, daño o lesión causada por el uso y la aplicación, ya sea directa o indirectamente, de cualquier consejo o información presentada, ya sea por incumplimiento de contrato, agravio, negligencia, lesiones personales, intención criminal o por cualquier otra causa de acción.

Usted acuerda aceptar todos los riesgos de usar la información presentada en este libro.

Usted acepta que, al continuar leyendo este libro, cuando sea apropiado y / o necesario, debe consultar a un profesional (que incluye, entre otros, a su médico u otro asesor según sea necesario) antes de usar cualquiera de los remedios, técnicas o información sugeridos en este libro.

	Tortillas de Harina de Coco	127
	Pan Plano de Queso	129
	Pan Plano 5 Ingredientes	132
9.	**Pizza Cetogénica**	**135**
	Pizza de Queso	136
	Pizza Carnívora	138
	Keto Suprema	141
	La Hawaiana (Estilo Keto)	143
10.	**Pan de Maíz Cetogénico**	**147**
	Pan de Maíz K	148
	Pan de Maíz Simple	150
	Pan de Maíz Sabroso	152
	Pan de Maíz bajo en carbohidratos	154
	Pan de Maíz Dulce	156
	Pan de Maíz con Harina de Almendras	159
11.	**Galletas Cetogénicas**	**163**
	Galletas Sandwich	164
	Galletas de Queso	167

12.	**Magdalenas y Muffins Cetogénicos**	**171**
	Muffins de Chocolate K	172
	Magdalenas de Avena	174
	Muffins de Nuez y Linaza	176
	Magdalenas de Arándanos	179
	Muffins Rellenos de Zarzamora	181
	Muffins de Chocolate	185
	Muffins de Crema de Queso	187
13.	**Recetas Bonus**	**191**
	Pretzels de Jamón y Queso	192
	Mini Bocados Pretzels de Quesos	195
	Sweet Callah Bread	198
	Scones de Almendra	200
	Keto Scones	203
14.	**Consejos y trucos**	**207**
15.	**Errores comunes en la Keto**	**215**
	Conclusión	**219**

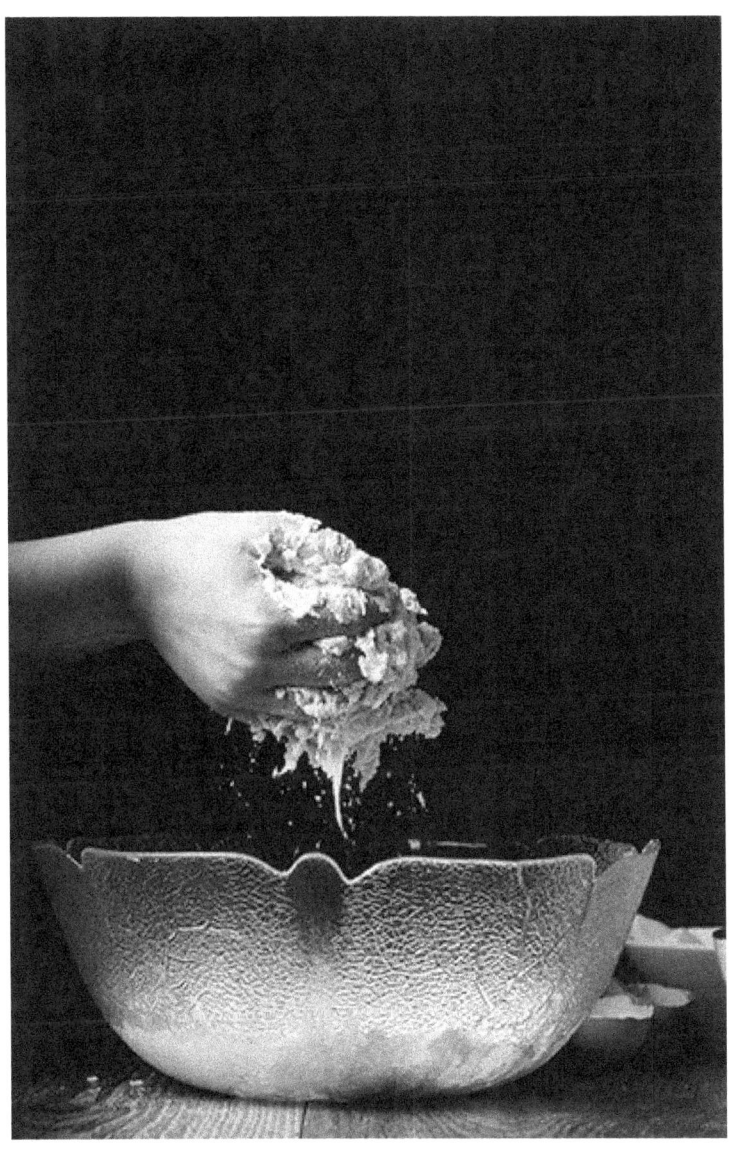

INTRODUCCIÓN

Entonces has dado el gran paso y quieres hacer pan casero. Si es la primera vez, puede ser un poco abrumador al principio. ¡Pero nadie es perfecto la primera vez! Pero afortunadamente tienes este libro en la mano, que te ayudará a preparar deliciosas recetas y te dará consejos prácticos y útiles.

Los siguientes capítulos describen en detalle las recetas deliciosas y fáciles que puedes hacer con tu máquina pare hacer el pan. Puedes ser un principiante, sin idea de cómo cocinar, o puedes ser un panadero avanzado y estás buscando expandir tus habilidades.

Este libro de cocina se adapta a cualquier nivel de habilidad en la cocina. Los ingredientes serán discutidos y dados claramente, los procedimientos serán detallados y encontrarás todo lo que necesita para asegurarse de seguir los pasos. También tienes información nutricional para que sepa lo que estás consumiendo.

Si eres intolerante al gluten, no te preocupes. La buena noticia es que existen alternativas saludables que pueden ofrecerte beneficios a largo plazo. Estas alternativas son saludables, deliciosas y fáciles de preparar, por lo que te será más fácil comer alimentos sin gluten. Puedes encontrar muchos alimentos envasados sin gluten en los supermercados, como galletas, pan, pasteles y más, pero ¿por qué no disfrutarlos hechos en casa?? No podemos comparar el sabor del pan recién horneado con ellos. Espero que en este libro te enamores de la cocción en el horno.

Antes de cocinar, dejes de lado todas las expectativas que pueda tener sobre cocinar. Hasta hoy, lo más probable es que hayas preparado recetas de una determinada manera para tpda la vida. Cuando las personas cocinan con ingredientes sin gluten, cambiar la harina puede ser una tarea difícil.

¿Es esta la primera vez que mezclas pan sin gluten? Debe saber que se ve diferente de la pasta tradicional. E incluso puede parecer diferente al tacto.

Pero esta es la singularidad del pan sin gluten. Debe tener la densidad y el grosor de la masa para garantizar una buena cocción. Cíñetes a las recetas por ahora. ¡Después de un poco de práctica (y fracasos), aprenderás a preparar una barra de pan sin siquiera mirar las recetas! Todo esto requiere tiempo y paciencia de tu parte. Durante la preparación, puedes sentirse tentado a hacer cambios si siente que la masa en la que está trabajando no se ve bien. Puedes estar demasiado seco, así que agregues agua. Puedes estar demasiado húmedo, así que agregas más harina. Aprendes y dominas los conceptos básicos, por lo que si te sientes cómodo con el proceso básico, puedes cambiarlo a tu gusto. Cuando esté listo, puede ir al primer capítulo.

Allí discutiremos diferentes harinas para usar cuando comiences a usar tu máquina de pan. Para muchos, aquí es donde se quedan atrapados con la cocina. Para hornear y cocinar regularmente, hay una harina "mágica" utilizada en casi todas las recetas.

Si bien hay algunas recetas en las que es posible usar un tipo de harina, en otras hay combinaciones de dos o tres harinas para que el trabajo de cocinar sin gluten sea más fácil y más sabroso. En el siguiente capítulo, lo guiaré a través de los diferentes tipos de harina para usar y cómo usarlos.

Los ahorros de hacer tu propio pan son inmensos; Es raro que un pan casero cueste más de un euro. Compárelo con los precios que encuentras en el estante de la tienda de comestibles y consideres el hecho de que probablemente consumirás varias barras de pan cada semana. Obviamente, ese pan comprado en la tienda no solo tiene un precio más alto, sino también acondicionadores de masa, aditivos, conservantes y un montón de azúcar. Ese pan está lleno de cosas sabrosas como propionato de calcio, sulfato de calcio y yodato de potasio. No solo estás gastando dinero extra, sino que también estás comprando un puñado de productos químicos extraños.

Diría que aprender a hacer que la levadura florezca, amasar y hornear una sabrosa barra de pan en casa es mucho menos complicado que descubrir qué tipo de químicos extraños le das a tu familia todos los días, ¿no?

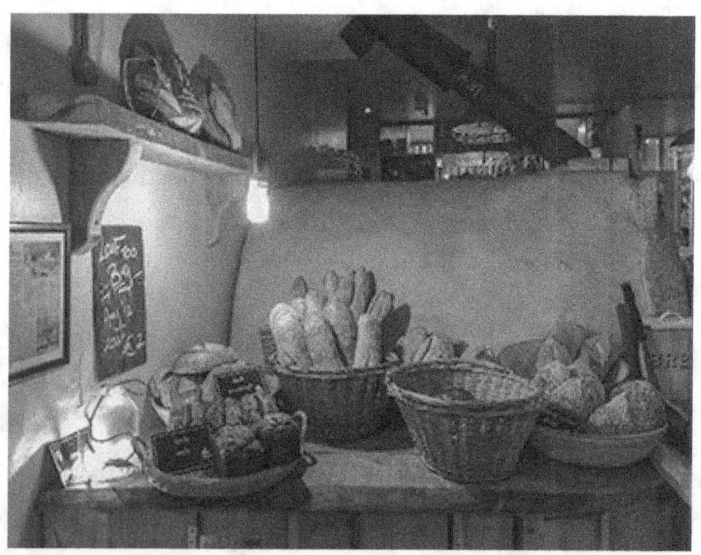

Entendiendo la harina

Harina de trigo

Los diferentes tipos de trigo producen diferentes tipos de harina. No todos los tipos de harina pueden producir masa de pan de calidad. El contenido de proteínas es el factor más influyente para determinar si un tipo de harina debe usarse para el pan. El contenido de proteínas de la mayoría de las harinas está directamente relacionado con el gluten disponible que la harina puede crear.

El gluten es una gran molécula de proteína que, cuando se hidrata, forma cadenas de proteínas que se enredan y le dan a la masa la estructura que la mantiene unida. Esta estructura luego captura las burbujas de gas creadas por levadura, vapor o agentes químicos de levadura que hacen que el pan se levante.

Harina de repostería

La harina de repostería tiene un contenido muy bajo de proteínas, en promedio del 7 al 9 por ciento. Como resultado, tiene una cantidad muy baja de gluten disponible. Si bien esto produce pasteles suaves y tiernos, tiene poca estructura necesaria para hacer pan. La harina de repostería también se trata con dióxido de cloro o gas de cloro para ayudar a blanquear. Este cambio químico hace que la harina para pasteles sea más ácida y menos hospitalaria para la levadura.

Harina de trigo integral

La harina de trigo integral tiene un alto contenido de proteínas, con un promedio de entre 11 y 15 por ciento. Desafortunadamente, no toda esta proteína está disponible como gluten. Una gran cantidad de proteína en la harina de trigo integral está encerrada en el recubrimiento de germen y salvado que se muele en la harina. Si bien el germen de trigo y el salvado aportan nutrientes saludables y fibra, finalmente interfieren con la formación de gluten. La masa de pan hecha completamente de harina de trigo integral no tendrá suficiente gluten para mantener un aumento significativo. Como resultado, a menos que le guste un pan muy denso y pesado, puede ser una buena idea agregar un poco de harina para todo uso o pan al pan integral.

Harina para todo uso

La harina para todo uso tiene un contenido modesto de proteínas con un promedio de entre 11 y 12 por ciento. Esta cantidad de gluten funciona bien con panes que usan agentes químicos leudantes.

Si bien la harina para todo uso se puede usar para hacer pan con levadura, no suele tener el mismo aumento que la masa hecha con harina de pan.

También vale la pena señalar que debido a que la harina para todo uso proviene de mezclas regionales de trigo molido, el contenido de proteína puede ser inconsistente de una bolsa de harina a la siguiente.

Harina para el pan

La harina para el pan promedia entre 12 y 13 por ciento de contenido de proteína. Como resultado, tiene suficiente gluten disponible para hacer una masa que será lo suficientemente resistente como para atrapar los gases liberados por la levadura.

Harina con levadura espontánea

La harina con levadura es en realidad una mezcla de

harina para todo uso combinada con el polvo de hornear químico leudante. A menudo se usa para panes y pasteles rápidos; sin embargo, no debe usarse para la masa de pan con levadura.

La harina que se levanta solo a menudo requiere tamizar o batir para romper cualquier grupo pequeño antes de incorporarlo con los ingredientes húmedos. La harina con levadura debe almacenarse en un recipiente sellado y mantenerse a baja humedad para prolongar la vida útil del polvo de hornear.

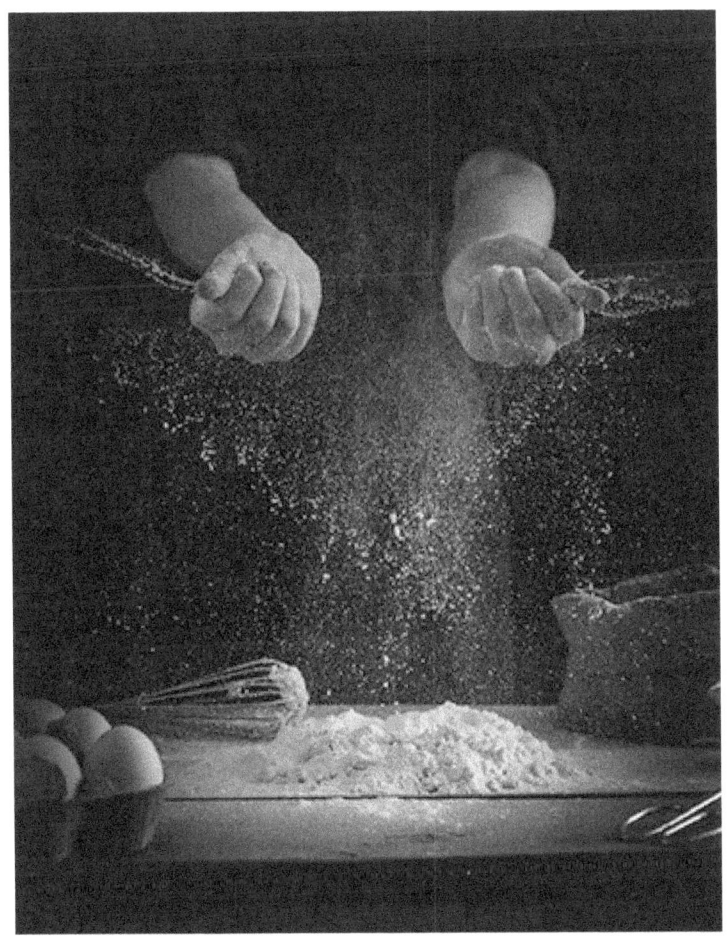

1.
CONCEPTOS BÁSICOS DE LA DIETA CETOGÉNICA

Quiero que sepan que de ahora en adelante solo lo mejor de la salud les espera y que el éxito en la superación de la diabetes, la hipertensión y la obesidad no está fuera de su alcance y ver que controlar su ingesta de carbohidratos es la forma más inteligente y fácil de ir con menos esfuerzo de lo que se creía posible.

Por favor prueba las técnicas. ¡Funcionan! Yo y muchos otros somos un verdadero testimonio de su virtud cn la pérdida de peso y la salud eterna. Muchos en todo el mundo están recuperando con éxito su salud con la dieta cetogénica.

Como parte de la dieta cetogénica, deberá reducir significativamente la cantidad de carbohidratos que consume y centrarse más en consumir grasas saludables. **Aunque esta es una dieta alta en grasas y baja en carbohidratos**, no se alarme hasta que lea más sobre la dieta keto.

Para información, los hombres y mujeres adultos estadounidenses consumen casi el 50 por ciento de sus calorías diarias de carbohidratos. **En una dieta cetogénica estándar, en promedio, aproximadamente el 70 por ciento de las calorías provienen de las grasas, aproximadamente el 25 por ciento proviene de las proteínas y aproximadamente el 5 por ciento proviene de los carbohidratos.** Estos porcentajes pueden variar en un rango dependiendo del individuo y sus circunstancias específicas.

Las grasas, las proteínas y los carbohidratos se denominan **Macronutrientes (a menudo denominados "macros")** que se requieren en grandes cantidades en la dieta humana para que su cuerpo pueda crecer, desarrollarse y repararse a sí mismo. Estos macronutrientes proporcionan energía para su cuerpo en forma de calorías.

Estos son valores promedio para los valores calóricos por gramo de cada macronutriente.

- 9 calorías por gramo de grasa
- 4 calorías por gramo de proteína
- 4 calorías por gramo de carbohidratos

De acuerdo con los **Macronutrientes**, su cuerpo trabaja y necesita **Micronutrientes** esenciales, que son cantidades muy pequeñas de vitaminas y minerales para ayudar a su cuerpo a mantener los niveles de energía adecuados, el metabolismo normal, la buena función celular y sentirse bien tanto mental como físicamente. Como parte de los micronutrientes, es posible que haya oído hablar de **Macro Minerales** (requerido en grandes cantidades) versus **Minerales Traza** (requerido en cantidades muy pequeñas).

- *Macro Minerales:* los principales macro minerales que tu cuerpo necesitas son magnesio, azufre y múltiples electrolitos que consisten en calcio, cloruro, fósforo, potasio y sodio.

- ***Minerales Traza:*** los principales minerales traza que necesita son cromo, cobre, yodo, hierro, manganeso, molibdeno, selenio y zinc.

Podrías preguntarte y decir: "¿Pero qué pasa con las proteínas?" ¿Tendré suficiente? No hay problema **¡Esta dieta también lo alienta a consumir proteínas adecuadas y moderadas!**

Sin embargo, no puede comer demasiada proteína para obtener mejores resultados. De lo contrario, **puede aumentar el nivel de insulina lo suficiente como para evitar la pérdida de peso.** Si bien las proteínas no aumentan el alto nivel de insulina tanto como los carbohidratos, lo hacen de todos modos. La grasa tiene un efecto mínimo y mínimo sobre los niveles de insulina. Muchos no se dan cuenta.

La dieta cetogénica es una excelente opción para la mayoría de las personas y es altamente efectiva. Sin embargo, si padece ciertas enfermedades o trastornos, primero debe consultar a su médico. Hacer cambios en la dieta puede afectar el tratamiento y el cuerpo.

Si dicen que está bien, entonces continúa. La dieta es efectiva si la sigue de manera correcta y constante durante algún tiempo. No mostrará resultados en un día o dos, pero tendrá efectos duraderos de los que puede beneficiarse.

Las dietas cetogénicas no deben tomarse como dietas simples, sino como parte integral de su nuevo estilo de vida. La efectividad y el éxito de las dietas cetogénicas.

se sentirán, experimentarán y verán solo cuando encuentre la disciplina y el coraje para dar el primer paso adelante.

Como puede ver, las dietas cetogénicas pueden ayudarte a obtener beneficios, y son esos beneficios los que te mantendrán activo cuando tomes este cambio en la dieta.

Imagínas de poder ver las escalas que te informan sobre la pérdida de peso dentro de unas pocas semanas de estar en cetosis y poder mantenerte en tu peso saludable sin temor a recuperarse.

¿Qué tal visitar a tu cardiólogo después de un impulso intenso de cetosis y que te quiten tus medicamentos para la hipertensión y otros problemas metabólicos? Estas no son nociones descabelladas y se pueden lograr con compromiso.

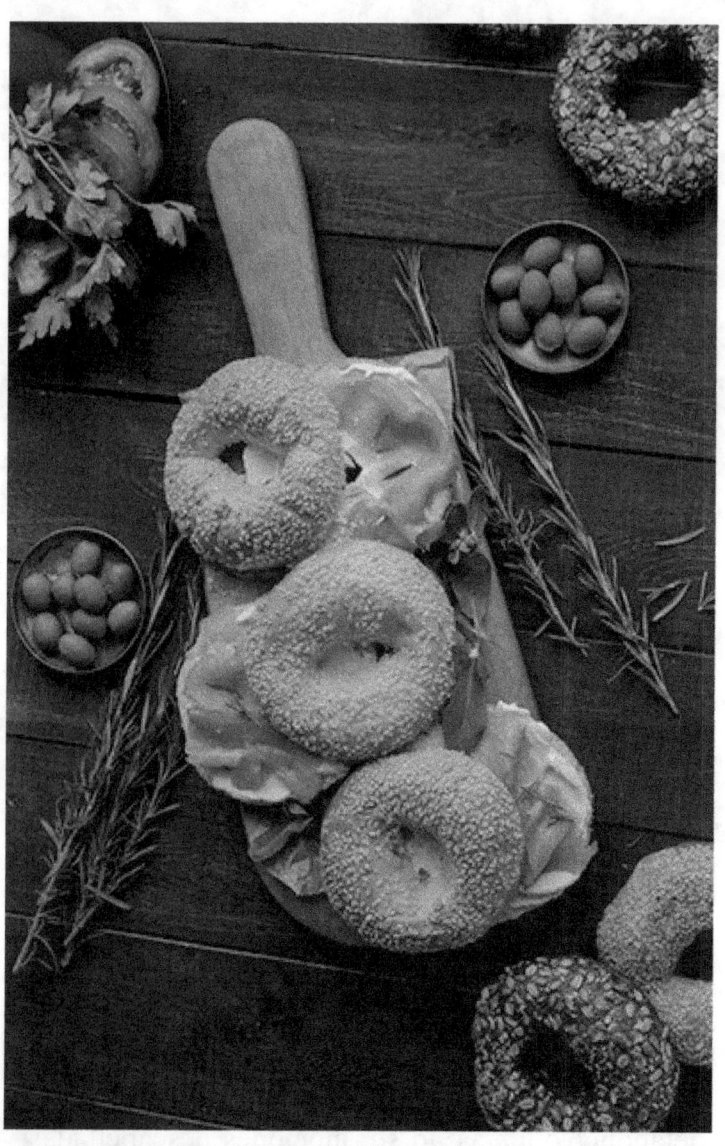

Una buena dieta cetogénica te ayudarás a obtener tu energía de las grasas, a una fuente de energía más sostenible que los carbohidratos.

Beneficios de la dieta cetogénica

Investigaciones recientes han encontrado que la dieta keto puede estar asociada con algunos factores de riesgo cardiovascular, como la obesidad, la diabetes tipo 2 y los niveles de colesterol HDL, aunque la investigación a largo plazo no está disponible actualmente.

Regula tu apetito

La mayoría de las veces, la razón por la que terminé abandonando un plan de dieta es porque me sentía cansada y, sobre todo, hambrienta.

La mayoría de las dietas que intenté seguir en el pasado fueron tan restrictivas que apenas tuve la satisfacción de comer lo suficiente y sentirme llena. La dieta Keto te hace sentir hambre después los primeros días cuando tu cuerpo todavía se está acostumbrando a la grasa como fuente de energía. Cuando tu cuerpo comienza a quemar la grasa almacenada, te sentirás energizado y el alto contenido de grasa te harás sentir lleno.

No parece que esté realmente a dieta, porque aún puede comer la mayoría de las cosas que ama, excepto quizás los carbohidratos. A diferencia de los carbohidratos, la grasa no se digiere rápidamente, por lo que se siente llena por más tiempo.

Por lo tanto, no sentirá hambre con tanta frecuencia. Cuando consumes más carbohidratos, especialmente carbohidratos glucémicos, tu cuerpo los quema rápidamente y terminas sintiendo hambre lo suficientemente pronto.

Con la implementación de esta dieta, usted te encargarás de estos dolores de hambre aleatorios y regularás tu apetito con grasas ricas en glucemia y vegetales ricos en fibra.

El ajuste del apetito también juega un papel importante para ayudar a perder peso. Cuando no tienes hambre, a menudo terminas comiendo menos que antes y reduciendo la cantidad de calorías consumidas.

Por lo tanto, es suficiente preocuparse por una mayor cantidad de calorías para quemar.

Ayuda a Controlar tus niveles de azúcar en la sangre

Ya hemos visto cómo la ingesta de carbohidratos es responsable de la liberación de glucosa en el torrente sanguíneo. Esta es la razón por la cual experimentamos un aumento inmediato en nuestros niveles de energía cuando consumimos carbohidratos.

Como saben, la hormona llamada **insulina** es responsable de regular nuestros niveles de azúcar en la sangre. Sin embargo, la insulina no funciona como se supone que debe hacerlo para ciertas personas. No regula los niveles de azúcar en la sangre, lo que finalmente resulta en **diabetes tipo 2**.

Este fenómeno de insulina que no funciona correctamente durante un período prolongado **se conoce como "resistencia a la insulina"**. Investigaciones recientes han demostrado que la resistencia a la insulina es una causa principal de riesgo de enfermedad cardiovascular.

Por lo tanto, si es resistente a la insulina, la Dieta Keto puede ayudarte a aliviar el riesgo de diabetes tipo 2. Esto se debe a que la cantidad de azúcar liberada en el torrente sanguíneo se reduce como resultado de la ingesta reducida de carbohidratos. Incluso si tu insulina no funciona de la manera prevista, tus niveles de azúcar en la sangre no aumentarán y probablemente no tenga que preocuparse por la diabetes tipo 2.

La dieta keto es adecuada incluso si padece diabetes tipo 2. En realidad, puede ayudarlo a controlar tu diabetes con una medicación mínima gracias a la producción reducida de azúcar/glucosa.

Ayuda a regular tus niveles de presión arterial

La hipertensión se ha convertido en un problema doméstico común en estos días. Esto aumenta sus factores de riesgo para varios trastornos relacionados con los riñones, trastornos cardíacos, etc. Por lo tanto, no puede darse el lujo de hacer la vista gorda a la hipertensión.

Una de las sugerencias comunes prescritas por los médicos, como parte del tratamiento de la hipertensión, es reducir la ingesta de sal. Esto se debe a que la sal puede aumentar sus niveles de presión arterial.

Bueno, no todos podemos tomar esta sugerencia con una pizca de sal, ¿verdad? Sus comidas no tendrán el mismo sabor sin agregarles sal.

Estas son las buenas noticias: no tiene que reducir su consumo de sal siempre que no sea excesivo si sigue esta dieta.

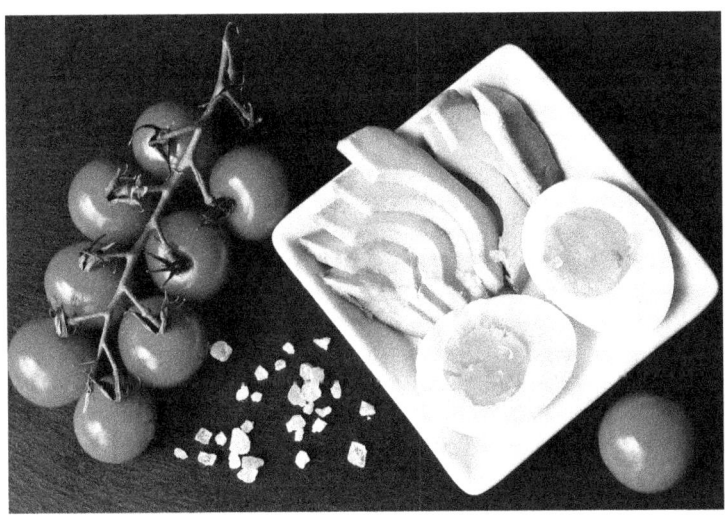

La dieta Keto ayuda a controlar los niveles de presión arterial, incluso sin reducir la ingesta de sal. Veamos cómo es esta dieta puede hacer esto:

- **Cuando consume alimentos ricos en carbohidratos, los niveles de azúcar en sangre aumentarán automáticamente.** Muchos problemas surgen de nuestros errores en la mesa. Por ejemplo, disminuir el azúcar no solo salva la línea sino que también protege las arterias, los huesos y el cerebro. De hecho, un efecto de la hiperglucemia es la reducción de la alimentación destinada al cerebro.

- **Al reducir tu consumo de carbohidratos, esencialmente controlas tus niveles de azúcar en la sangre.** Cuando tu nivel de azúcar en la sangre está bajo control, no tiene que preocuparse por los vasos sanguíneos constreñidos o la hipertensión, a menos que tenga una afección subyacente específica que esté causando la hipertensión.

- **Una razón importante para la hipertensión es la resistencia a la insulina.** Acabamos de ver cómo la dieta keto desempeña un papel importante en el manejo de la resistencia a la insulina, haciendo que reduzca su consumo de carbohidratos.

- Verá cómo la dieta keto ayuda a reducir la cantidad de grasa visceral almacenada en nuestros cuerpos. **Reducir la cantidad de grasa visceral ayuda a controlar la resistencia a la insulina.** Esto también ayuda a reducir el riesgo cuando se trata de diferentes afecciones cardíacas. Con la resistencia administrada a la insulina, está reduciendo un factor de riesgo adicional para la hipertensión.

- Ya sabes que la dieta keto alienta al cuerpo a quemar la grasa almacenada en tu cuerpo. **Como parte de la quema de grasa, se elimina el contenido de sodio y potasio en los riñones.**

- Esto provoca un desequilibrio electrolítico, que puede resolverse cultivando sal (incluida la carne y el caldo de huesos). **Como puede ver, está manejando** tu hipertensión con esta dieta sin reducir tu consumo de sal.

Ayuda a deshacerse de la grasa visceral

Cuando tu cuerpo digiere los alimentos que consume, la grasa presente se deposita en diferentes partes de tu cuerpo, pero no tiene control sobre dónde va. Dependiendo de los lugares donde se deposita tu grasa, los factores de riesgo asociados variarán. La grasa que consumimos se almacena debajo de nuestra piel **(grasa subcutánea)** o se deposita en la cavidad abdominal **(grasa visceral)**.

La grasa visceral también puede influir en la forma en que funcionan los órganos de su cuerpo. Cuando hay un aumento en la cantidad de grasa visceral depositada en el cuerpo, aumenta el riesgo de inflamación de los órganos. La resistencia a la insulina perjudica el metabolismo de su cuerpo.

Cuando el metabolismo de tu cuerpo se ve afectado, tus esfuerzos por perder peso también se verán afectados. De hecho, le tomará más tiempo de lo normal perder peso. Por lo tanto, asegúrese de que tus depósitos de grasa visceral estén bajo control. La dieta keto puede reducir la grasa visceral almacenada en nuestros cuerpos. Esta grasa obstinada es digerida por el cuerpo para obtener energía. Al deshacerse del exceso de grasa visceral, en realidad está reduciendo tus factores de riesgo para varios trastornos de salud. Tus esfuerzos para perder peso tampoco se verán comprometidos por la presencia de grasa visceral.

Dieta cetogénica: lista de alimentos

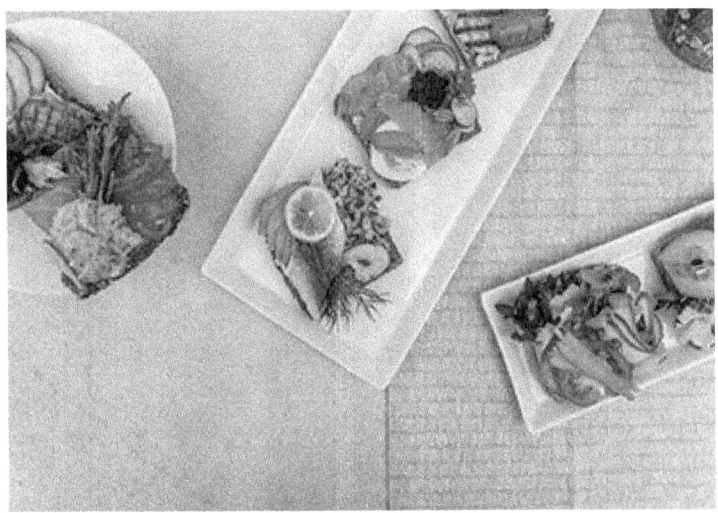

Alimentos que se pueden comer

Los siguientes son los alimentos que se enfatizan en una dieta ceto.

- Pescado graso como atún, salmón, etc.
- Aceites saludables como el aceite de aguacate, aceite de coco, aceite de oliva, etc.
- Todo tipo de queso con toda la grasa y queso crema con toda la grasa, crema agria, crema fresca.
- Leche de almendras / coco sin azúcar u otra leche de nuez
- Huevos
- Mantequilla
- Aguacates
- Nueces, almendras, anacardos y fruta seca
- Semillas de chía y semillas de lino
- Olivos
- Tocino
- Bebidas sin azúcar

- Crema para cocinar
- Vegetales saludables, bajos en carbohidratos y sin almidón, como puerro, hinojo, espinacas, col rizada, brócoli, tomates, otras verduras, etc.
- Todo tipo de bayas pero en pequeñas cantidades.
- Hierbas y la mayoría de las especias.

Alimentos que hay que evitar

- Todo tipo de bebidas endulzadas, jugos de frutas y otras bebidas endulzadas.
- Todo tipo de verduras con almidón, incluidas las papas blancas, las batatas, etc.
- Alimentos fritos comerciales, bocadillos y productos de panadería, incluidos postres a base de azúcar.
- Pasta de trigo, pan, arroz, cereales y otros productos de trigo con alto contenido de

carbohidratos.

- Todo tipo de alimentos comerciales procesados.

- Legumbres y frijoles

- Las frutas se pueden consumir pero una pequeña cantidad

- Alcohol y aceites de cocina poco saludables.

2.
INGREDIENTES CETOGÉNICOS

Una dieta libre de gluten se está volviendo más popular entre los partidarios del sistema alimentario, lo que reduce el consumo de carbohidratos y elimina el gluten de la dieta diaria.

A menudo se asocia con la enfermedad celíaca (intolerancia al gluten), que afecta a aproximadamente el 1% de la población en todo el mundo. Sin embargo, tales dietas también promueven la pérdida de peso rápida y efectiva, por lo que las personas usan productos sin gluten todos los días.

El gluten es un compuesto proteico particular, que está contenido en algunos cereales como el trigo, el centeno y la cebada. Las propiedades y la estructura del gluten lo convierten en un componente indispensable para muchos productos alimenticios.

Con mayor frecuencia se encuentra en la harina utilizada para hacer pan, pasteles, pastas y postres. La eliminación del gluten de la dieta es un paso importante en la lucha contra la enfermedad celíaca y el exceso de peso.

El pan sin gluten se está volviendo más popular porque está hecho de ingredientes saludables y útiles para el cuerpo.

El principal beneficio del pan keto es la falta de gluten, pero el alto contenido de vitaminas esenciales, minerales, aminoácidos y compuestos de carbohidratos complejos completos.

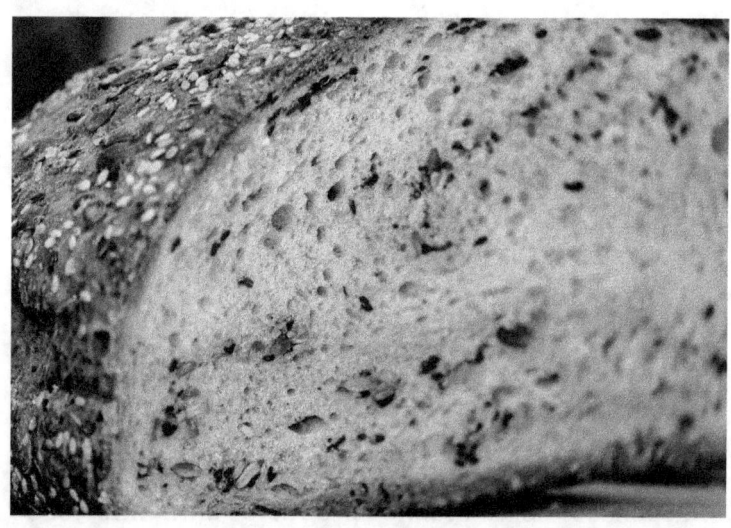

Ingredientes sin gluten para hornear

El ingrediente principal de la cocción cetogénica es la harina baja en carbohidratos. Puedes usarla para cocinar y hornear. Puede usar mezclas especiales de varios tipos de harina para obtener su opción de horneado original. Lista de tipos populares de harina baja en carbohidratos y sin gluten:

Harina de cacahuete

Un ingrediente universal para cocinar pan casero, hornear y varios platos con un contenido bajo en carbohidratos. Puedes usarlo junto con harina de coco y almendras. Está hecho de maní, contiene una gran cantidad de grasas útiles y tiene un ligero sabor a nuez.

Harina de almendra

La harina de almendras es el producto más popular que se puede usar para cocinar platos bajos en carbohidratos. Puede ser de dos tipos:

- Harina en forma de almendra triturada
- Harina baja en grasa después de una extracción fría de aceite

El primer tipo es adecuado para hornear friable con un delicado sabor a nuez. La harina de almendras baja en grasa es adecuada para preparar una cocción densa y homogénea.

La harina de almendras se puede hacer con almendras con o sin cáscara. La harina de almendras es una excelente alternativa, ya que es baja en carbohidratos y alta en fibra. Si es diabético o intenta evitar los carbohidratos en su dieta, la harina de almendras es una excelente opción.

La harina de almendras se usa mejor en recetas como galletas y pan rápido. Si está tratando de hacer un pastel con su máquina de pan, te aconsejo que use harina de almendras más fina.

Harina de coco

La harina de coco es un producto que se puede utilizar tanto para decorar y adornar pasteles, tartas y helados, y como espesante para batidos y cremas, o para hacer muchas recetas deliciosas.

La harina está hecha de pulpa de coco seca y triturada. Contiene fibra vegetal y una pequeña cantidad de grasa. Es adecuado para hornear y postres. Puedes usar harina de coco junto con harina de almendras. Tiene un sabor dulce, requiere una pequeña adición de edulcorantes.

Esta harina específica tiene grasas saludables, altas en proteínas y bajas en carbohidratos. Si tiene alergia a las nueces, alergia al trigo o diabetes, la harina de coco será una excelente alternativa para tus necesidades de cocción. Si no te gusta el coco, este sabor puede ser difícil de enmascarar.

Harina de sésamo

La harina está hecha de sésamo griego después del prensado en frío de aceite. La harina baja en carbohidratos contiene una gran cantidad de proteínas y aceite de sésamo puro. Tiene un agradable sabor a nuez y sabor a sésamo. Es adecuado para hacer pan, bollos, masa de pizza y pasteles dulces. Puede usar harina de sésamo junto con harina de almendras baja en grasa y harina de coco.

Harina de semillas de chía

La harina se compone de una masa seca y desgrasada de semillas de chía, que contiene más del 20% de grasa y fibra. Promueve la rápida descomposición de las grasas en el cuerpo y la eliminación del exceso de líquido.

Harina de linaza

La harina de linaza no contiene gluten y es adecuada tanto para recetas dulces como saladas. Recomiendo siempre agregarla a otros tipos de harina. Por ejemplo, en el pan, recomiendo usar aproximadamente el 20% de linaza en comparación con el total de las demás.

Harina de frutos secos

Las harinas de frutas secas se derivan de una

variedad de frutas secas que están crudas y/o secas y se han molido en un polvo fino. Las harinas de frutas secas aportan consistencia y humedad debido a los aceites intrínsecos de las frutas secas y crean un rico sabor. Son dignas de mención las variantes de harina de frutos secos, como avellanas, coco, castañas, nueces, macadamia, nueces y almendras.

Harinas integrales

Las harinas integrales provienen de teff, papa dulce, sorgo, quinua, avena, mijo, mezquite, maíz, trigo sarraceno y arroz integral.

Cáscara de psyllium

La forma soluble de fibra ayuda a reducir el colesterol y mejorar la digestión. El psyllium está hecho de semillas naturales crudas de zaragatona. La principal propiedad culinaria del psyllium es la capacidad de absorber la humedad y convertirse en una masa gelatinosa. El psyllium no contiene conservantes ni colorantes, no tiene olor ni sabor.

Otros ingredientes para pan casero sin gluten:

- **ACEITES:** oliva, coco, girasol, sésamo, lino, frutos secos, aguacate, grasa de ave.

- **HUEVOS:** gallina, codorniz, pato.

- **LECHE ENTERA Y LECHE FERMENTADA:** nata agria, ricotta, queso blando, yogurt, nata.

- **QUESOS:** cheddar, mozzarella, queso feta, queso de cabra.

- **FRUTAS SECAS:** almendras, pistachos, avellanas, nueces, nueces de Brasil, cocos, nueces, macadamia.

- **SEMILLAS:** chia, lino, calabaza, girasol.

- **VERDURAS BAJA EN CARBOHIDRATOS**

- **FRUTAS Y BAYAS BAJAS EN CARBOHIDRATOS**

- Especias, condimentos y hierbas.

- Bicarbonato de sodio y levadura.

- Vinagre de vino y manzanas orgánicos.

Si desea hacer un pan saludable y sabroso sin gluten hecho en casa, debe seguir estas importantes reglas y sugerencias:

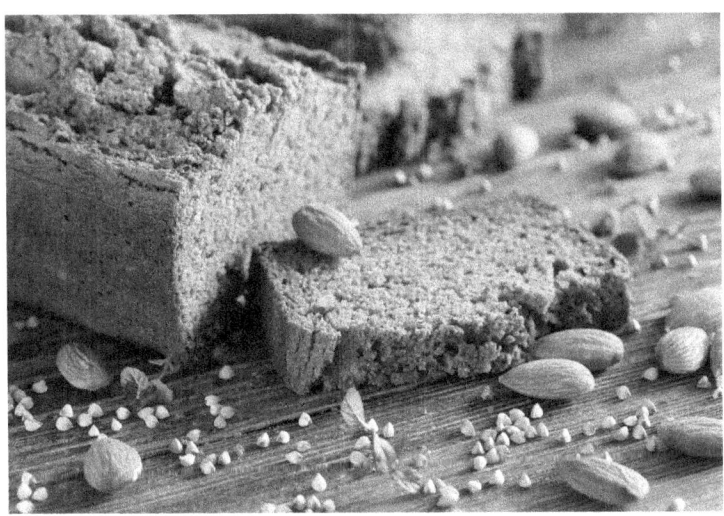

Agua

Si el agua que usas para la masa es dura o calcárea, debes aumentar la dosis de levadura, en algunos casos incluso llegar a duplicarla.

Huevos

Use huevos a temperatura ambiente para cualquier horneado casero. Ayudará a reducir el olor a huevo. Consíguelos del refrigerador y colóquelos en un recipiente con agua tibia durante 2 minutos.

Ingredientes secos (básicos y adicionales)

A menudo, todos los ingredientes secos deben mezclarse por separado de los húmedos para que la masa sea homogénea. A continuación, sigas la receta paso a paso.

Mezclas de harina

Para cocinar el pan cetogénico, puede usar los tipos más populares de harina sin gluten y mezclas preparadas. Son inofensivas, económicas y tienen un índice glucémico bajo, lo cual es especialmente importante para las personas que sufren de glucosa en sangre y diabetes.

Adoçantes

Stevia, eritritol ou outros adoçantes aprovados podem melhorar o sabor do pão e pastelaria. No entanto, use-os com precisão e estritamente de acordo com a receita.

Aceites y grasas

Los pasteles sin gluten solo usan aceites y grasas saludables. Haz el pan nutritivo y sabroso. Algunos tipos de aceites y grasas deben usarse en forma fundida para mejorar las características de sabor de la cocción.

Enfriamiento de pan

Después de cocinar, debe quitar el pan del molde y enfriarlo en una rejilla especial o tabla de madera. Proporcionará una disminución uniforme de la temperatura en toda la superficie para un producto listo.

Formas para hacer pan

La forma de silicona es más popular para hacer pan casero. Es resistente a altas temperaturas, fácil de usar y mantener. Si no tienes uno, puedes usar formas de metal para pastelitos y pan.

Preservación del pan

El pan rebanado sin gluten se puede almacenar en un recipiente especial sobre la mesa, en bolsas con cremallera en el refrigerador o congelador. Simplemente retire las rebanadas de pan, caliéntelas en el microondas o fríalas en una sartén seca. Tal pan se puede almacenar hasta 7 días.

Xanthan gum

Antes de pasar a la parte divertida de cocinar, sepas que la goma de xantano será tu nuevo mejor amigo. Este ingrediente hace que el pan sin gluten sea similar al pan normal. Puedes que no se dé cuenta, pero muchas de las alternativas de harina sin gluten carecen de un agente aglutinante. Un aglutinante es útil para mantener los alimentos juntos, tal como lo hace el gluten cuando se usa para cocinar. Cuando eliminas el gluten, todas las moléculas se desintegran y se separan en pedazos.

La goma de xantano está compuesta de lactosa, sacarosa y glucosa que han sido fermentadas por una bacteria específica.

Cuando esto se agrega a un líquido, crea una goma y se usa para cocinar sin gluten. Como guía general, usarás una cucharadita de goma de xantano por cada taza de harina sin gluten que usará. Para algunas mezclas, esta goma ya se ha agregado, por lo que antes de preparar una receta, siempre revisará la etiqueta de ingredientes. Hay que decir que la goma de xantano puede ser costosa, pero durará mucho tiempo.

Si tiene alergia a la goma de xantano, puede encontrar formas de evitarla. De hecho, puede intentar usar cáscaras de psyllium, semillas de lino o semillas de chía molidas. El psyllium se puede vender en conchas completas o en polvo.

Recuerde, puede reemplazar fácilmente la goma de xantano con los siguientes ingredientes:

- 1 cucharadita de gelatina de comida en polvo
- 1 cucharadita de goma guar
- 1 cucharada de semillas de chia
- 1 cucharada de psyllium

A medida que cocinas más, pronto encontrarás lo que funciona mejor para ti y lo que no.

Harinas alternativas sin gluten

Para aquellos de ustedes que recién comienzan, hornear sin gluten puede sonar increíblemente desalentador. Como probablemente sepas, el gluten es la proteína que se encuentra en productos como la cebada, el trigo y el centeno. Si lee un artículo alimenticio con harina sin blanquear, refinada o trigo en el título, probablemente contiene gluten.

Afortunadamente para todos nosotros, hay muchas harinas sin gluten que están disponibles en nuestras tiendas favoritas. Muchas compañías se están subiendo al carro sin gluten para ayudar a las personas que son intolerantes al gluten, sensibles al gluten y que son celíacas. Es posible que no note la diferencia en tus productos horneados, ¡lo cual es bueno para aquellos de nosotros que intentamos cocinar para una familia de comedores quisquillosos!

Harina de avena

La harina de avena es otra alternativa popular sin gluten, ¡y es increíblemente fácil de preparar por su cuenta! Todo lo que tienes que hacer es colocar la avena en un procesador de alimentos y pulsar hasta lograr la textura deseada. ¡La harina de avena es ideal para galletas, pasteles y panqueques! La harina de avena también proporciona una excelente cantidad de proteínas y fibra. Si estás buscando reducir el colesterol y el riesgo de enfermedades del corazón, la harina de avena es una excelente opción para ti.

La harina de avena también contiene aminoácidos esenciales, beta-glucanos de ácidos grasos insaturados, útiles para reducir el colesterol y los polifenoles, antioxidantes importantes. La harina de avena es particularmente nutritiva: su contenido de grasa superior al promedio que otros cereales lo hace inadecuado para uso dietético. Sin embargo, la harina de avena tiene un alto contenido de proteínas y un bajo contenido de azúcar. El bajo valor glucémico de la avena lo convierte en un excelente alimento para los diabéticos.

Harina de arroz integral

La harina de arroz es, con mucho, una de las alternativas de harina más populares para cocinar sin gluten. Existen diferentes tipos de harina de arroz blanco, harina de arroz integral e incluso harina de arroz dulce. La harina de arroz es típicamente delicada y puede mezclarse en varios productos horneados. Esta harina se usa mejor en pan, brownies, panqueques y pasteles. Es la harina alternativa más barata que encontrarás en el mercado.

La harina de arroz integral es una excelente fuente de vitaminas B y E

Mezcla universal sin gluten para productos horneados

Si no deseas perder el tiempo preparando una mezcla de las diferentes harinas, puedes comprarla ya hecha. Hay muchas en el mercado. Son combinaciones de harina y cereales que imitan la harina para todo uso. Este tipo de mezcla se puede reemplazar en todas las recetas que indican el uso de una harina multipropósito.

Harina de sorgo

Si eres como yo, probablemente no hayas escuchado mucho sobre la harina de sorgo. Esta harina es un grano sin gluten de textura suave y sabor dulce. Además, la harina de sorgo es altamente digestible y contiene importantes vitaminas y sales minerales. Por lo general, esta harina se usará en recetas para muffins, pan y pizzas. La harina de sorgo también se usa en la cerveza, ¡pero este es un libro para hornear, no para la cerveza!

Trigo sarraceno

Mientras que el trigo sarraceno a veces se asocia con gluten, el trigo sarraceno proviene de una familia botánica completamente diferente del trigo. Este tipo de harina es excelente para las personas con presión arterial alta y diabetes tipo dos. Generalmente tiene un sabor a nuez y es excelente para hacer pan. Tenga en cuenta, sin embargo, que la harina de trigo sarraceno leuda muy poco.

Harina de quinua

Si deseas que tus productos de pan y panadería sean un poco más saludables, la harina de quinua será una excelente opción. En general, este tipo de harina es rica en proteínas y se sabe que es la más saludable de todos los cereales. Si eres vegetariano o vegano, esta harina puedes proporcionarte los aminoácidos que necesitas en tu dieta. También puede ayudar si tienes presión arterial alta o niveles altos de azúcar en la sangre. En general, la harina de quinua tiene un sabor a nuez que combina bien con waffles, panqueques, pan y otros productos horneados.

Harina de arrurruz

La harina y el almidón de arrurruz son excelentes alternativas al almidón de maíz. A diferencia del maíz, esta planta no está genéticamente modificada como el almidón de maíz y actúa como un agente espesante. Si estás tratando de hacer que los pasteles y el pan sean más suaves, la harina de arrurruz será el camino a seguir. La gran noticia es que la harina de arrurruz no tiene sabor y no puede dominar los sabores de tu pan. Esta harina también es excelente para pudines, sopas y salsas.

Harinas de legumbres

Las harinas de legumbres son otra alternativa que puedes usar. Es similar al arrurruz o la maicena, que se puede usar como espesante. Los tipos de harinas de legumbres disponibles son soja, garbanzo y habas. ¡Pero ten cuidado con la dieta cetogénica!

¡Antes de hornear tu pan, quiero recordarte que probablemente cometerás errores! ¡No puedes esperar de convertirte repentinamente en panadero solo porque tomaste un libro!

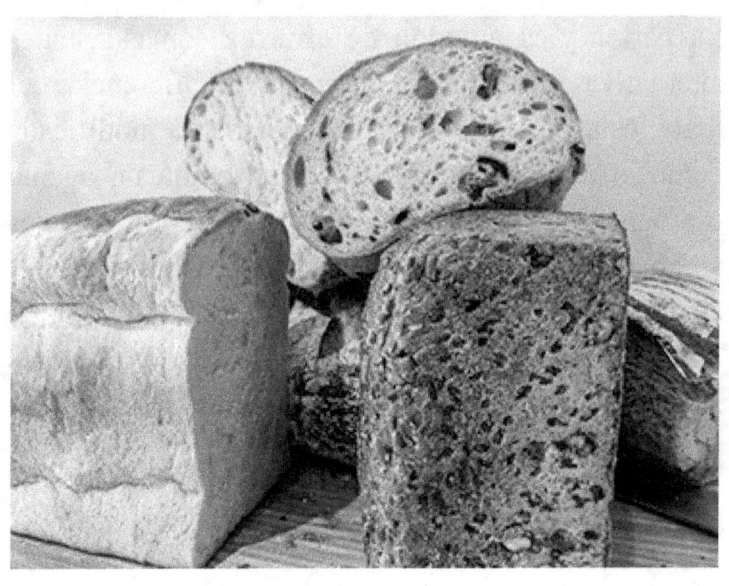

Como se mencionó anteriormente, probablemente estés acostumbrado a cocinar de una manera y solo de una. Te invito a volver a la mentalidad de un principiante. A medida que aprende las nuevas texturas de su harina y masa, espere antes de hornear algunas hogazas de pan feo. ¡Al final, comprenderás y disfrutarás de tus deliciosas comidas! Si lo piensas, ¡lo peor que puede pasar es solo algunos productos horneados malos! Te invito a superar estos errores e intentar nuevamente.

Cada vez que cometes un error, trates de tomar nota de con qué parte de la receta tuvo problemas. ¿Fue con las medidas? ¿Fue con el tiempo de cocción? ¿O tal vez cómo preparaste la masa? Estas cosas tienden a ser un poco específicas y es pertinente que inicialmente te quedes con la receta, luego puedes intentar cambiar la receta para que se ajuste a tu paladar. Por supuesto, te animo a que haga variaciones en función de tus preferencias, ya que lo que le gusta puede ser diferente de lo que les gusta a los demás. Comience con lo básico y luego continúe.

Recetas de pan sin gluten

Si compró este libro es porque descubrió recientemente que es sensible al gluten y a los productos de trigo. Tienes el recurso perfecto. En una nota positiva, con esta sensibilidad que tiene con el gluten y/o productos a base de trigo, no está solo. Hay alrededor de 18 millones en los Estados Unidos que se ven afectados con la misma sensibilidad, por lo que este libro sería un recurso maravilloso para cualquier persona que necesite cambiar al gluten por razones de salud.

Te proporcionaré varias recetas de pan que puede recrear en tu máquina para hacer el pan. Tu máquina hará todo el trabajo por usted y eventualmente tendrás una deliciosa sorpresa para toda tu familia. Las recetas incluidas en este libro están diseñadas para usarse con el último modelo de máquina de pan. Debe amasar y hornear el pan automáticamente.

Para hacer esto, deberás seleccionar el ciclo manual para preparar la masa en la bandeja de la máquina de pan proporcionada. Una vez que la masa esté terminada, querrás usar tus manos para transferir la masa a un espacio de trabajo limpio que haya sido espolvoreado con harina sin gluten. Sugiero humedecer tus manos antes de tocar la masa para evitar que se pegue a sus manos. Una vez que la masa esté en su lugar, córtela y cúbrala para que descanse durante treinta o cuarenta y cinco minutos. Al final de este tiempo, la masa debería al menos duplicarse.

En este punto, transferirás la masa a una sartén engrasada y cocinarás el pan en un horno calentado a 350 grados. En general, el pan tardará entre veinte y veinticinco minutos en cocinarse. Al final, la parte superior del pan debe tener un bonito color marrón dorado. También deberías poder insertar un palillo de dientes en tu pan y sacarlo limpio cuando lo quites.

¡Buen provecho!

3.
EQUIPO DE COCINA

Solo necesitas unas pocas herramientas y aprender algunas técnicas básicas antes de comenzar tu práctica de cocina.

CESTAS Y CANASTAS PARA EL PAN: para la prueba final, la masa debe colocarse en una cesta que permita que circule el aire. Es posible comprar canastas especialmente para este trabajo, que están hechas de caña. Si aún no está listo para invertir en un par de canastas de pan, puede forrar una canasta redonda u ovalada de una tienda de segunda mano con un forro enharinado para una opción más económica. Cuando comencé, tenía una colección no profesional de cestas redondas y ovaladas, y funcionaban perfectamente.

TAZONES: Me encanta usar el tazón de metal grande que encontré en una tienda de suministros para restaurantes, pero cualquier tazón lo hará.

Asegúrese de tener una variedad de tamaños para poder medir diferentes cantidades de ingredientes. Cada vez que compro en tiendas de segunda mano, me gusta encontrar cuencos pequeños por unos céntimos aquí y allá para agregar a mi colección. Tener tazones pequeños para ingredientes en cantidades más pequeñas, como sal, levadura, hierbas picadas, etc., es bueno, pero no es absolutamente necesario.

HORNO HOLANDÉS DE HIERRO FUNDIDO: hacer un ambiente de alto calor y cerrado con vapor para hornear panes, y es la mejor inversión para hornear panes de estilo artesanal en un horno doméstico. Puede encontrarlos en Amazon por alrededor de $ 35 o en su tienda de cocina local. Muchas personas ya tienen hierro fundido o cerámica, pero si no, vale la pena la inversión. Yo uso un horno holandés en muchas de las recetas del libro.

RASPADOR DE MASA: Recomiendo obtener un raspador de masa de metal y uno de plástico. Cuestan solo unos pocos dólares en tiendas de cocina, tiendas de suministros de restaurantes o en Amazon, y son muy útiles. Un raspador de metal es útil para cortar y raspar la masa del área de trabajo, y un raspador de plástico es lo suficientemente flexible como para ayudar a raspar la masa del tazón después de levantarse.

ESCALAS DE COCINA: Pesar tus ingredientes es la mejor manera de obtener los resultados más consistentes en su cocina y, una vez que te acostumbre a pesar tus ingredientes, te garantizo que no querrá volver. Es mucho más simple y hace una gran diferencia en el resultado final. Las básculas de cocina son relativamente baratas en estos días; los pequeños se pueden encontrar por alrededor de $ 20. Generalmente tienen un botón de "modo" que los cambiará fácilmente de onzas a gramos.

BANDEJAS: recomiendo comprar dos bandejas rectangulares de 9x5x3 pulgadas, que es probablemente el tamaño más común que se encuentra en las tiendas. Mi sartén favorita es de USA Pan, y se puede encontrar en internet. Los panes nunca se adhieren a ellos. Utilizo una bandejas de 9x5x3 pulgadas para todos los panes estilo pan en este libro.

BLOC DE NOTAS Y LÁPIZ: No puedo negar que cuando comiences, se producirán diferentes resultados de horneado y querrás saber por qué obtuvo esos resultados. La única forma de averiguarlo es registrar lo que hiciste. Pienses en ello como si estuvieras haciendo una serie de experimentos científicos. En igualdad de condiciones, saber qué variables han cambiado y qué no ha cambiado puede llevarte a saber dónde has ido bien o mal.

PALAS PARA HORNO: Esta es una tabla de madera plana con un asa para cargar pan o pizza en una piedra de horno en el horno. Si no tiene una, no hay problema, usé una tabla de cortar de madera delgada durante años, y es una buena opción

PIEDRA PARA PIZZA O PIEDRA DE HORNO: se precalientan en el horno y ayudan a construir la corteza perfecta al hornear pan y pizza. Si no tienes una, puedes hornear en una bandeja para hornear invertida forrada con papel para hornear, pero los resultados no serán los mismos.

CUCHILLA O LAME DE PANADERO: Un cortador de pan es la mejor herramienta para cortar la parte superior de una barra de pan. El cojo de un panadero es una herramienta que sujeta la cuchilla de afeitar de forma segura y tiene un buen mango que hace que sea aún más fácil hacer cortes de precisión.

BANDEJA PARA HORNEAR CON BORDE: Este es un objeto que probablemente ya tengas en la cocina y, de lo contrario, es una inversión útil. Por lo general, uso una bandeja de 12x18 pulgadas o 16x24 pulgadas, que se puede encontrar en tiendas de suministros de restaurantes y en línea. En algunas recetas de este libro, pido una bandeja de 16x24 pulgadas, pero si una de 12x18 pulgadas se adapta mejor a tu horno, siéntase libre de usarla.

TERMÓMETRO: para obtener consistencia en la cocción, debe conocer la temperatura del agua y los ingredientes. Compres un termómetro de sonda para verificar la temperatura de los ingredientes. También recomiendo tener un termómetro de horno para asegurarse de que la temperatura del horno sea precisa. Puede comprarlos por alrededor de $ 20 en Amazon y en la mayoría de las tiendas de comestibles.

Otros artículos que puede necesitar que generalmente pertenecen a cualquier cocina:

- Paños de cocina
- Spray de cocina antiadherente

- Papel pergamino para hornear
- Cepillo de pastelería
- Celofán
- Tijeras
- Una botella spray
- Espátula de goma

4.
TABLAS DE CONVERSIÓN

Conversiones de volumen: normalmente se usa solo para líquidos	
Cantidad habitual	Equivalente métrico
1 cucharadita de té	5 mL
1 cucharada o 1/2 onza líquida	15 mL
1 onza líquida o 1/8 taza	30 mL
1/4 taza o 2 onzas líquidas	60 mL
1/3 taza	80 mL
1/2 taza o 4 onzas líquidas	120 mL
2/3 taza	160 mL

3/4 taza o 6 onzas líquidas	180 mL
1 taza u 8 onzas líquidas o media pinta	240 mL
1 1/2 tazas o 12 onzas líquidas	350 mL
2 tazas o 1 pinta o 16 onzas líquidas	475 mL
3 tazas o 1 1/2 pintas	700 mL
4 tazas o 2 pintas o 1 cuarto	950 mL

Conversiones de Peso	
Cantidad habitual	Equivalente Métrico
1 onza (oz)	28g
4 onzas o 1/4 libra	113g
1/3 libra	150g

8 onzas o 1/2 libra	230g
2/3 libra	300g
12 onzas or 3/4	340g
1 libra o 16 onzas	450g
2 libras	900g

1 tbsp = 1 cucharada

Pesos de ingredientes comunes en gramos							
Ingredientes	1 taza	3/4 taza	2/3 taza	1/2 taza	1/3 taza	1/4 taza	2 tbsp
Harina, para todo uso (trigo)	120g	90g	80g	60g	40g	30g	15g
Harina tamizada, para todo uso (trigo)	110g	80g	70g	55g	35g	27g	13g

Azúcar de caña granulada	200g	150g	130g	100g	65g	50g	25g
Azúcar de confitería (caña)	100g	75g	70g	50g	35g	25g	13g
Azúcar morena	180g	135g	120g	90g	60g	45g	23g
Harina de maíz	160g	120g	100g	80g	50g	40g	20g
Maicena	120g	90g	80g	60g	40g	30g	15g
Avena cruda	90g	65g	60g	45g	30g	22g	11g
Sal de mesa	300g	230g	200g	150g	100g	75g	40g
Mantequilla	240g	180g	160g	120g	80g	60g	30g
Manteca vegetal	190g	140g	125g	95g	65g	48g	24g
Frutas y verduras picadas	150g	110g	100g	75g	50g	40g	20g

Nueces picadas	150g	110g	100g	75g	50g	40g	20g
Nueces molidas	120g	90g	80g	60g	40g	30g	15g
Pan rallado fresco suelto	60g	45g	40g	30g	20g	15g	8g
Pan rallado seco	150g	110g	100g	75g	50g	40g	20g
Queso Parmesano rallado	90g	65g	60g	45g	30g	22g	11g

Conversiones de Longitud	
Cantidad Habitual	Equivalente Métrico
1/8 inch	3 mm
1/4 inch	6 mm

1/2 pulgada	13 mm
3/4 pulgada	19 mm
1 pulgada	2.5 cm
2 pulgadas	5 cm
3 pulgadas	7.6 cm
4 pulgadas	10 cm
5 pulgadas	13 cm
6 pulgadas	15 cm
7 pulgadas	18 cm
8 pulgadas	20 cm
9 pulgadas	23 cm
10 pulgadas	25 cm
11 pulgadas	28 cm
12 pulgadas *o* 1 pie	30 cm

Temperatura	
°F	°C
212	100

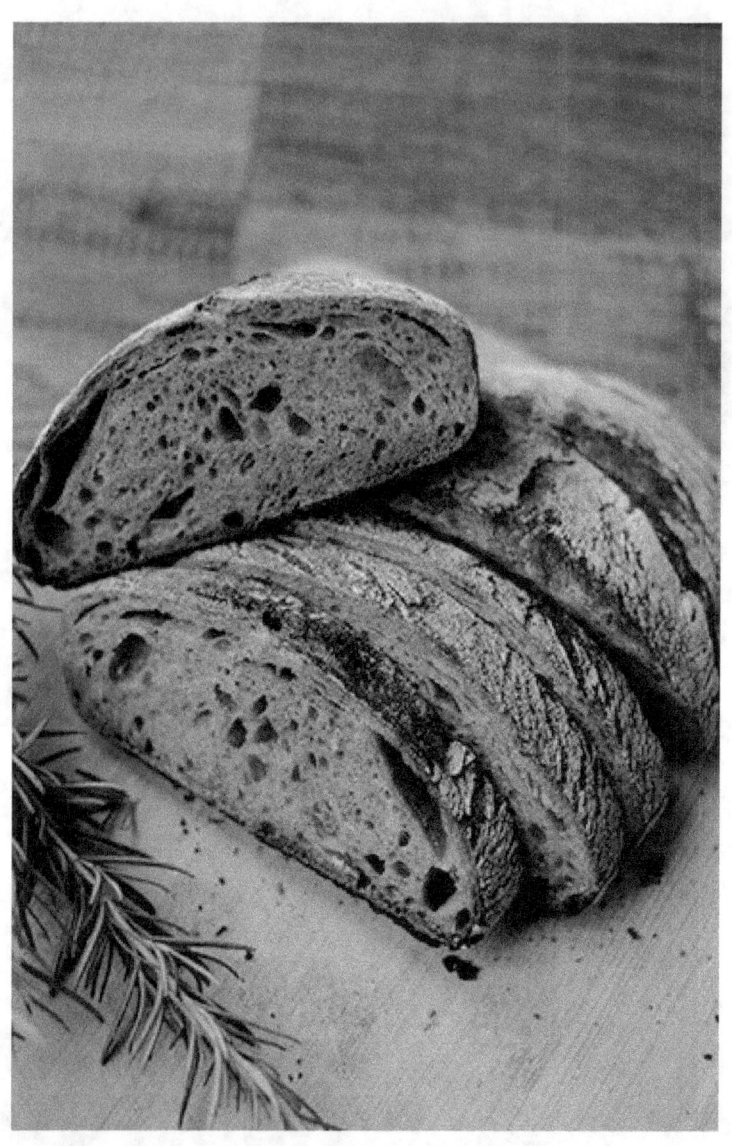

5.
HOGAZAS DE PAN CETOGÉNICAS

Pan Diario K

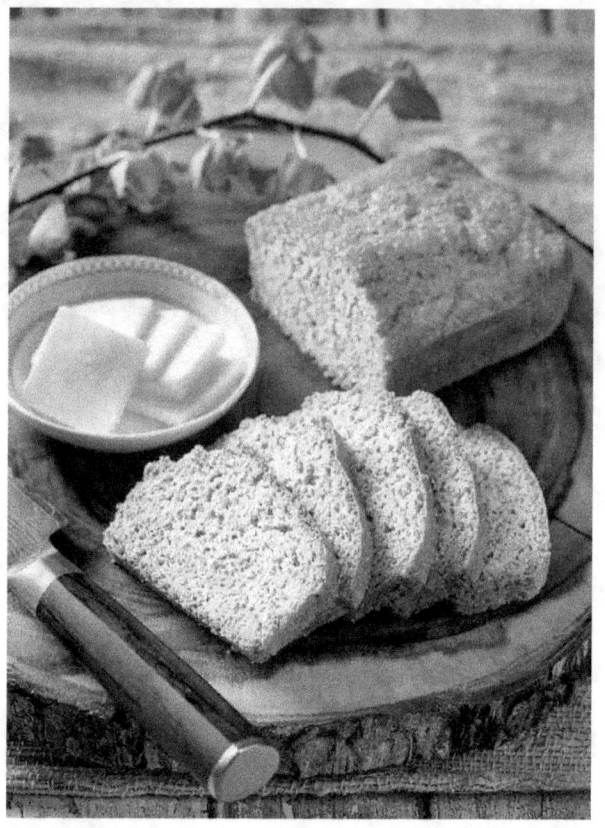

Tiempo de preparación: 5 minutos

Tiempo de cocción: 30 minutos

Tiempo total: 35 minutos

Rinde: 12 porciones

Ingredientes: *½ cucharadita de sal; 2 cucharaditas de bicarbonato de sodio; ¼ taza de mantequilla derretida o aceite de coco; ¼ taza de agua o leche de almendras; ½ taza de semillas de chia (preferiblemente blancas); 1 taza de harina de almendras; 4 huevos.*

Instrucciones

- Precalentar el horno a 176° C (350° Fahrenheit)

- Engrase una bandeja para pan de 8 x 4 pulgadas y dejar de lado. (* nota: no use una bandeja para pan más grande ya que el pan estará muy plano. Si desea que su pan se levante más, horneas en 2 mini bandejas)

- En un tazón combine todos los ingredientes y revuelva hasta que la masa no esté grumosa y esté bien mezclada

- Vierte la masa sobre la bandeja previamente preparado y hornea por 30 minutos. Deje reposar el pan en la bandeja durante 10 minutos antes de retirarlo y colocarlo en una rejilla si desea enfriarlo por completo. Si no, simplemente disfrútalo de inmediato con un poco de mantequilla

Información nutricional por porción:
Calorías 148; Proteínas 5g; Carbohidratos 5g; Grasas 12g

Pan Suave K

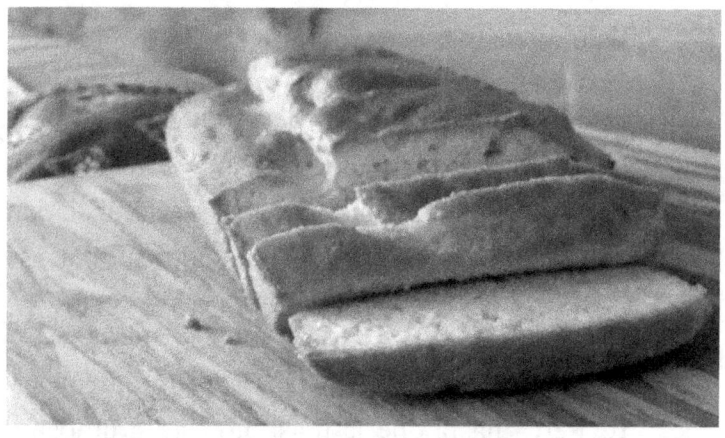

Tiempo de preparación: 15 minutos

Tiempo de cocción: 45 minutos

Tiempo total: 60 minutos

Rinde: 12 porciones

Ingredientes: *½ cucharadita de sal marina; ½ cucharadita de goma de xantano; 1 cucharadita de levadura en polvo; 2 tazas de harina de almendras blanqueadas; 2 cucharadas de aceite de oliva; 12 tazas de mantequilla, derretidas y enfriadas; 7 huevos a temperatura ambiente; Spray de cocina*

Instrucciones

- Precalientar el horno a 176° C (350° Fahrenheit)

- Prepares tu bandeja para pan de silicona engrasándola con aceite en aerosol.

- En un tazón, batas todos los huevos durante unos 3 minutos hasta que estén cremosos y suaves. Agregues el aceite de oliva y la mantequilla derretida y mezcle hasta que estén bien combinados.

- En un recipiente aparte, combines la harina de almendras, la sal, la goma de xantano y el polvo de hornear. Mezclar bien y luego agregarlo gradualmente a la mezcla de huevo. Mezclar bien hasta formar una masa espesa.

- Vierte la masa sobre la bandeja engrasada y

luego usas una espátula para alisar la parte superior

- Horneas durante unos 45 minutos hasta que un palillo salga limpio cuando se inserte en el centro

Información nutricional por porción:
Calorías 247; Proteínas 7.7g; Carbohidratos 4.9g; Grasas 22.8g

Pan K

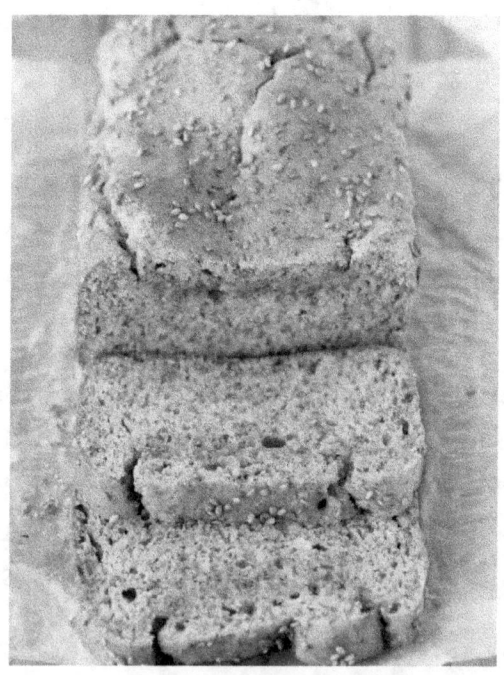

Tiempo de preparación: 15 minutos

Tiempo de cocción: 40 minutos

Tiempo total: 55 minutos

Rinde: 16 rebanadas

Ingredientes: ½ cucharadita de sal; ½ cucharadita de goma xantana; 200 g de harina de almendras; 1 cucharadita de levadura en polvo; 7 huevos grandes; 30 g de aceite de coco; 1 g de mantequilla derretida

Instrucciones

- Precalientar el horno a 180° C (355° Fahrenheit)

- Batir los huevos en un tazón durante 1 a 2 minutos en alto. Agregues la mantequilla derretida y el aceite de coco y continúes batiendo. Agregas el resto de los ingredientes; la masa resultante va a ser bastante espesa.

- Prepares tu molde de pan forrándolo con papel de hornear y luego raspes la mezcla en el molde.

- Horneas hasta que una brocheta salga limpia del pan o por 45 minutos.

- Cortar en 16 rebanadas finas y luego almacenar en el refrigerador en un recipiente hermético por hasta una semana o en el congelador por hasta un mes.

Información nutricional por porción:
Calorías 165; Proteínas 6g; Carbohidratos 3g; Grasas 15g

Pan Bajo en Carbohidratos

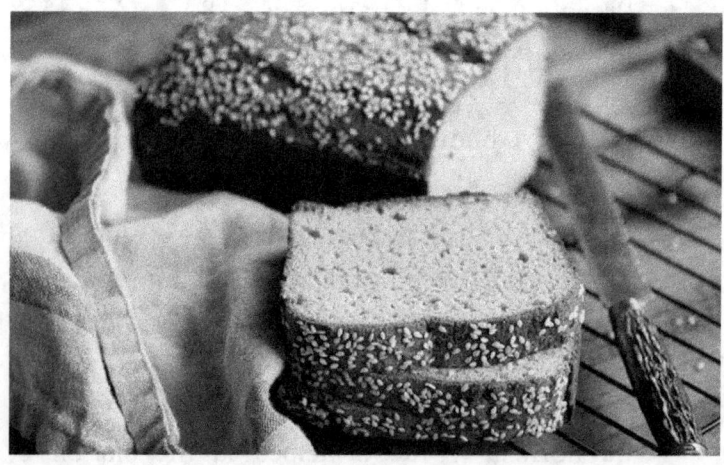

Tiempo de preparación: 15 minutos
Tiempo de cocción: 1 hora y 30 minutos
Tiempo total: 1 hora 45 minutos
Rinde: 14 porciones

Ingredientes: *1 cucharadita de semillas de sésamo; ¾ taza de agua hirviendo; 6 cucharadas de manteca clarificada, alimentada con hierba, derretida y luego enfriada ligeramente; 5 gotas de stevia líquida; 2 cucharadas de vinagre de manzana; 1 taza de clara de huevo a temperatura ambiente; 3 cucharadas de agua hirviendo; 1 cucharada de gelatina de res alimentada con hierba; 2 cucharaditas de azúcar de coco; 2 cucharadas de agua tibia; 2 cucharaditas de levadura instantánea; 2 cucharaditas de levadura en polvo; 1 cucharadita de sal; 2 cucharadas de cáscara de psyllium en polvo; ¾ taza de harina de coco; 2 tazas de harina de almendras; Aceite de aguacate en aerosol para la bandeja*

Instrucciones

- Precalentar el horno a 176° C (350°

Fahrenheit)

- Uses papel pergamino para forrar un molde para pan de 9 x 5 pulgadas y luego rocíes el interior ligeramente con aceite de aguacate.

- En un tazón grande, mezclar levadura en polvo, la sal, la cáscara de psyllium en polvo, la harina de coco y la harina de almendras.

- En un tazón pequeño, mezclar el azúcar de coco, 2 cucharadas de agua tibia y la levadura, luego déjelo reposar hasta que esté espumoso durante unos 10 minutos.

- En otro tazón pequeño, mezclar 3 cucharadas de agua hirviendo y gelatina hasta que se disuelva por completo.

- En un tazón mediano, mezclar la manteca derretida, stevia, vinagre, claras de huevo, gelatina de res disuelta y levadura disuelta.

- Vierta la mezcla de huevo en la mezclar de ingredientes secos y luego agregues ¾ de taza de agua hirviendo. Vierta la mezcla resultante en la sartén preparada anteriormente y alisa la parte superior. Déjalo reposar durante 3 minutos y luego cubre con semillas de sésamo.

- Horneas durante 75 minutos a 90 minutos hasta que un palillo salga limpio cuando se inserte. Sabrás que el pan está listo si, cuando lo tocas en la parte inferior, produce un sonido hueco.

- Apague el horno y deje la puerta del horno entreabierta para que el pan se enfríe en el horno caliente durante unos 30 minutos.

- Transfiera el pan a una rejilla hasta que se enfríe antes de cortarlo

Información nutricional por porción:
Calorías 198; Proteínas 7g; Carbohidratos 9g; Grasas 15g

Pan de Harina de Almendras Simple

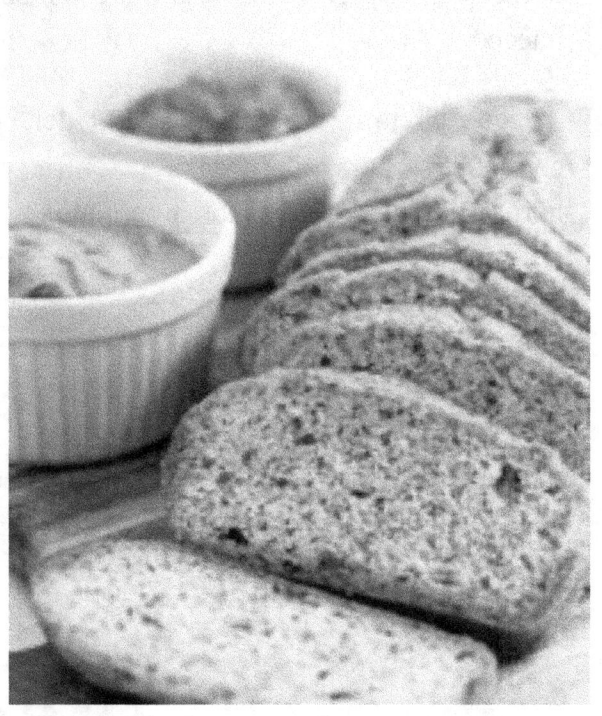

Tiempo de preparación: 10 minutos

Tiempo de cocción: 45 minutos

Tiempo total: 55 minutos

Rinde: 12 rebanadas

Ingredientes: *2 tazas de harina de almendras; 7 huevos; 2 cucharadas de aceite de coco; ½ taza de mantequilla*

Instrucciones

- Precalientar el horno a 176° C (350° Fahrenheit)

- Prepares una bandeja para pan forrándola con papel pergamino.

- En un tazón, mezclar los huevos por hasta 2 minutos en alto. Agregar la mantequilla derretida, la harina de almendras y el aceite de coco derretido y luego continúar mezclando.

- Vierte la mezcla en el molde para pan preparado anteriormente.

- Horneas hasta que un palillo salga limpio cuando se inserta en el pan o durante unos 45-50 minutos.

Información nutricional por porción:
Calorías 178; Proteínas 6.4g; Carbohidratos 3.9g; Grasas 15g.

6. BOLLOS Y BAGELS CETOGÉNICOS

Bollos Suaves

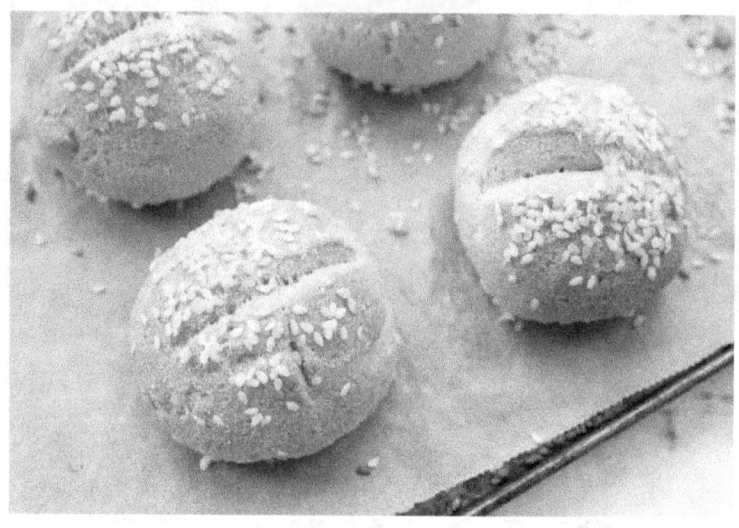

Tiempo de preparación: 5 minutos

Tiempo de cocción: 25 minutos

Tiempo total: 30 minutos

Rinde: 4 porciones

Ingredientes: 1 cucharadita de levadura en polvo; 1 cucharada de cáscara de psyllium en polvo; ¼ taza de harina de coco; ¼ taza de harina de almendras; ¼ taza de agua hirviendo; 1 huevo a temperatura ambiente; 3 claras de huevo a temperatura ambiente.

Opcional: *semillas de sésamo para rociar*

Instrucciones

- Precaliente su horno a 180° C (356° Fahrenheit)

- Mezcles todos los ingredientes secos y luego colóquelos en el procesador de alimentos junto con todos los ingredientes restantes o mezcles en una licuadora eléctrica durante aproximadamente 20 segundos hasta que se quede suave. No sobre mezclar.

- Permita que la masa repose durante unos minutos para que las harinas absorban la humedad.

- Divides la masa en 4 porciones iguales y luego forma los bollos.

- Prepares tu bandeja para hornear forrándola con papel pergamino y luego coloques los bollos encima. Espolvorea con semillas de sésamo o cualquier otra semilla de tu elección.

- Encima de los bollos, hagas cortes entrecruzados y horneas hasta que se doren durante unos 25 minutos.

> **Información nutricional por porción:**
> Calorías 109; Proteínas 7.3g; Carbohidratos 8.3g; Grasas 5.5g

Panecillos de Queso para Hamburguesa

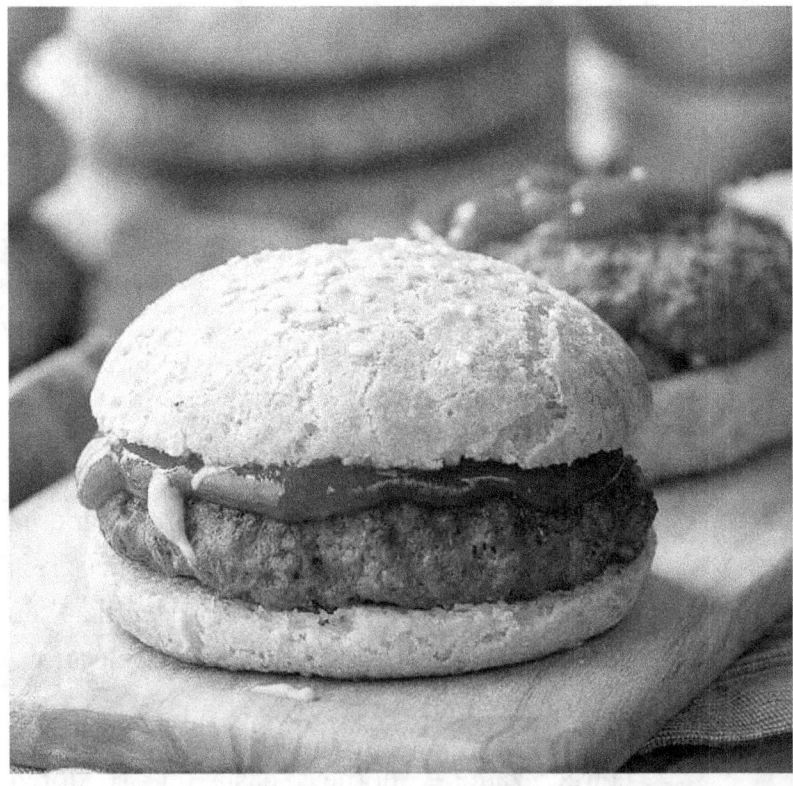

Tiempo de preparación: 8 minutos

Tiempo de cocción: 12 minutos

Tiempo total: 20 minutos

Rinde: 6 porciones

Ingredientes: *4 cucharadas de mantequilla derretida; alimentada con hierba; 3 tazas de harina de almendras; 4 huevos grandes; 4 onzas de queso crema; 2 tazas de mozzarella, rallada; Semillas de sésamo (cada una).*

Directions

- Precalientar el horno a 204° C (400° Fahrenheit)
- Prepares una bandeja para hornear forrándola con papel pergamino
- Derretir el queso crema y el queso mozzarella. Agregues 3 de los huevos y luego revuelva para combinar. Agregues la harina de almendras y mezclar
- Formar 6 bolas en forma de bollo de la masa y

luego colócalas en la bandeja para hornear preparada anteriormente

- Pincelar con el huevo y la mantequilla restantes y luego espolvorear con semillas de sésamo

- Horneas de 10 a 12 minutos hasta que estén doradas.

Información nutricional por porción:
Calorías 287; Proteínas 14.7g; Carbohidratos 2.4g; Grasas 25.8g

Bolas Bajas en Carbohidratos

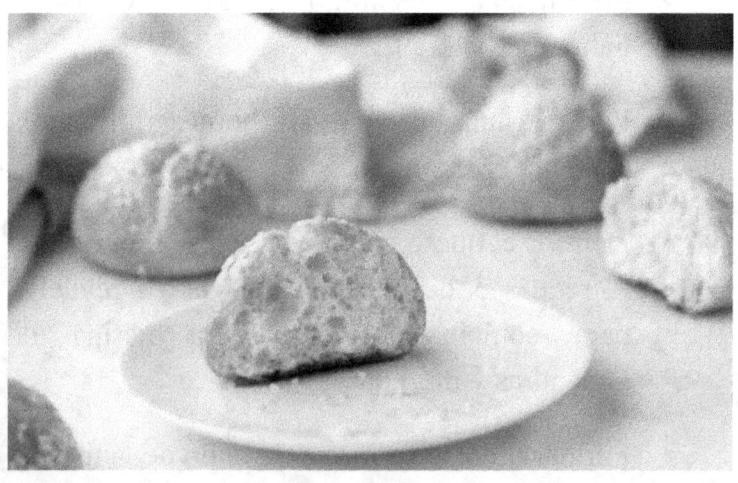

Tiempo de preparación: 5 minutos

Tiempo de cocción: 13 minutos

Tiempo total: 18 minutos

Rinde: 8 porciones

Ingredientes: *1 ¼ taza de harina de almendras; 1 cucharadita de bicarbonato de sodio; 2 cucharadas de aislado de proteína de suero de leche; 1 huevo grande; 2 onzas de queso crema, en cubos; 1 ½ taza de mozzarella descremada rallada*

Directions

- En un recipiente apto para microondas, derritas el queso crema y la mozzarella juntos en el microondas durante 1 minuto. Mezclar y cocinar en el microondas por 30-45 segundos más. Transfieras esto a un procesador de alimentos y procesar hasta que se mezcle bien.
- Agregues los huevos y mezclar nuevamente. En la mezcla de queso y huevo, agregues los ingredientes secos y proceses durante 10 a 15 segundos hasta que estén bien combinados, debe quedar muy pegajoso.

- Rocíe aceite de cocina sobre un pedazo de película adhesiva y luego vierta la masa de pan en el centro. Formar la masa suavemente en un rectángulo o disco y luego congelar para enfriar mientras preparas el horno. * Su masa no necesita ir al congelador si no es muy pegajosa.

- Precalientar el horno a 204°C (400°F) y luego coloques la rejilla en el medio del horno. Prepares una bandeja para hornear forrándola con un trozo de pergamino o un tapete para hornear.

- Retires la masa de la nevera y córtela en 8 trozos. Aceita tus manos ligeramente y luego rueda una porción de masa suavemente en una bola. Coloques la pelota sobre la bandeja para hornear y aplanar en la parte inferior. Repitas esto con la masa restante y luego espolvoree con cebolla deshidratada, semillas de amapola o semillas de sésamo presionando suavemente sobre la masa.

- Horneas hasta que la masa se dore durante aproximadamente 13 a 15 minutos. También puede dividirse.

- Guardes los rollos adicionales en el refrigerador y caliente antes de servir.

Información nutricional por porción:
Calorías 287; Proteínas 14.7g; Carbohidratos 2.4g; Grasas 25.8g

Keto Bagel

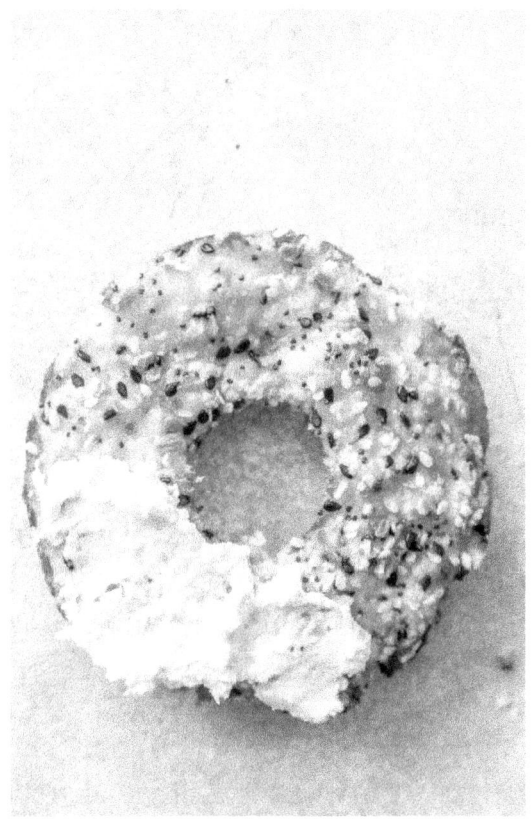

Tiempo de preparación: 2 minutos

Tiempo de cocción: 15 minutos

Tiempo total: 17 minutos

Rinde: 6 porciones

Ingredientes: 1 taza de cualquier queso que se derrita bien; rallado (cheddar, mozzarella); ½ taza de parmesano rallado; 2 huevos; 2 cucharadas de sazonador para bagels.

Instrucciones

- Precalentar el horno a 3190°C (375°F)

- En un tazón, combine el huevo y el queso rallado y mezcles hasta que estén completamente combinados

- Dividir la mezcla en 6 partes y luego presionar sobre una bandeja para donas bien engrasada. Espolvorear el aderezo de todo bagel sobre la mezcla de huevo y queso.

- Horneas hasta que el queso forme una ligera corteza marrón y se haya derretido por

completo (alrededor de 15 a 20 minutos)

Información nutricional por porción:
Calorías 218; Proteínas 14g; Carbohidratos 5g; Grasas 16g

Masa para Bagels de Mozzarella

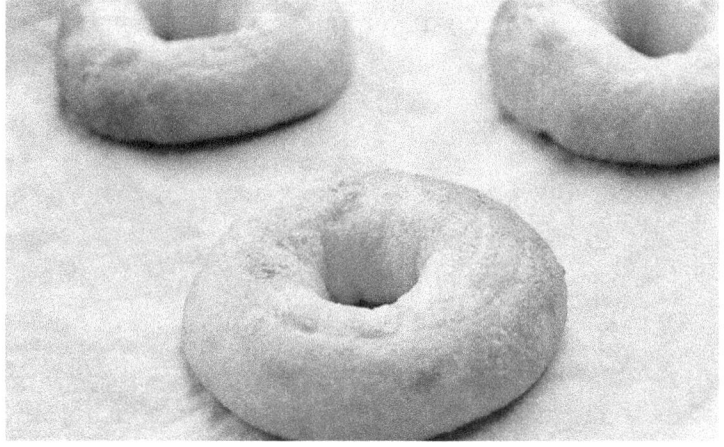

Tiempo de preparación: 10 minutos.

Tiempo de cocción: 15 minutos.

Tiempo total: 25 minutos.

Rinde: 6 porciones

Ingredientes: *1 cucharadita de levadura en polvo; 1 huevo; medio; 2 cucharadas de crema de queso entero; 85 g de harina de almendras/harina; 170 g de queso mozzarella rallado/pre rallado; Una pizca de sal al gusto.*

Directions

- En un recipiente apto para microondas, mezclar la crema de queso, la harina/harina de almendras y el queso rallado/pre rallado. Microondas durante 1 minuto

- Revolver y colocar nuevamente en el horno y microondas por 30 segundos

- Agregues la sal, el polvo de hornear, el huevo y cualquier otro saborizante y luego mezclar suavemente. Dividas la masa en 6 partes iguales y enróllelas en bolas y luego en forma de cilindro. Doblas los extremos del cilindro en un círculo y luego aprieta los 2 extremos para formar una forma de bagel.

- Coloques en una bandeja para hornear y espolvorear con semillas de sésamo.

- Horneas hasta que estén doradas por 15 minutos a 218° C (425°F)

Información nutricional por porción:
Calorías 203; Proteínas 11g; Carbohidratos 4g; Grasas 16.8g

7.
GALLETTAS Y PALITOS DE PAN CETOGÉNICOS

Palitos de Pan K

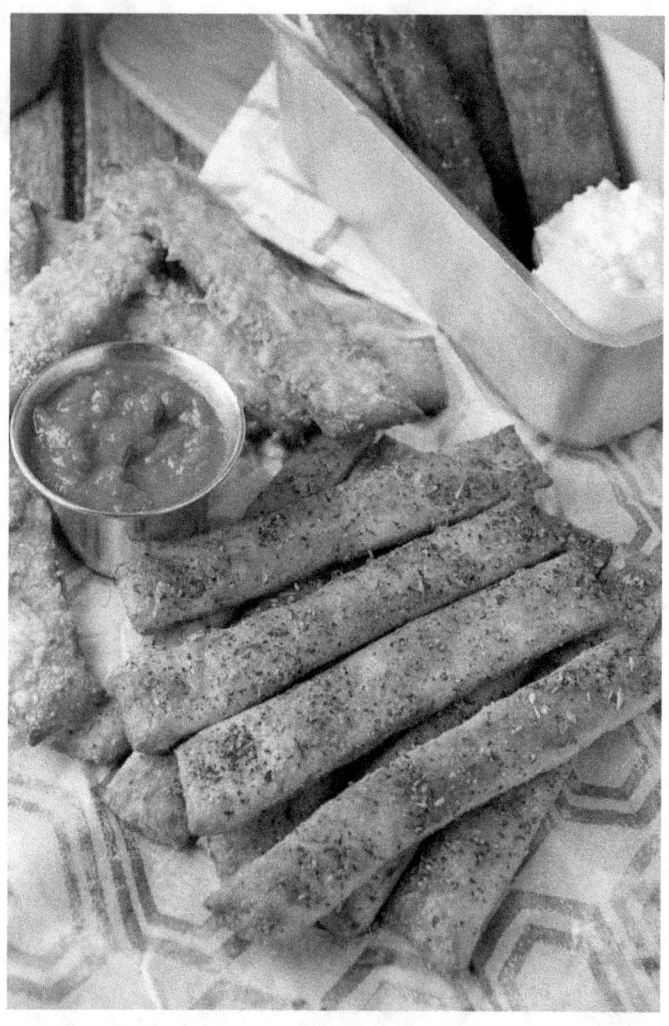

Tiempo de preparación: 10 minutos

Tiempo de cocción: 15 minutos

Tiempo total: 25 minutos

Rinde: 24 palitos de pan

Ingredientes:

Base de barra de pan: *1 cucharadita de levadura en polvo; 1 huevo grande; 3 cucharadas de crema de queso crema; 1 cucharada de cáscara de psyllium en polvo; ¾ taza de harina de almendras; 2 tazas de queso mozzarella rallado*

Sabor italian style: *1 cucharadita de pimienta; 1 cucharadita de sal; 2 cucharadas de mezcla de hierbas secas y especias*

Sabor queso extra: *¼ de taza de queso parmesano; 3 onzas de queso cheddar; 1 cucharadita de cebolla en polvo; 1 cucharadita de ajo en polvo*

Sabor azúcar de canela: *2 cucharadas de canela; 6 cucharadas de edulcorante Swerve; 3 cucharadas de mantequilla*

Instrucciones

- Precalentar el horno a 204°C (400°F)

- Mezcles el queso crema y el huevo hasta que estén ligeramente combinados, luego reserve.

- Combines todos los ingredientes secos: polvo de hornear, cáscara de psyllium y harina de almendras en un tazón.

- En un recipiente apto para microondas, hornear el queso mozzarella en intervalos de 20 segundos, revolviendo cada vez que lo saque del microondas y continúes en el microondas hasta que el queso esté chisporroteando.

- Agregues los ingredientes secos, el queso crema y los huevos a la mozzarella derretida y mezclar.

- Amasar la masa con las manos y colocar sobre un tapete de hornear una vez que se mezcle. Presionar y transferir a una lámina

- Cortar la masa y sazonar con los ingredientes anteriores.

- Hornear en la rejilla superior hasta que estén crujientes durante 13 a 15 minutos y sirva tibio.

Sugerencia de servicio: sirva los palitos de pan dulce con crema de mantequilla con queso y las barras de pan saladas con marinara

Información nutricional por porción:

Italian style: Calorías 238; Proteínas 12.8g; Carbohidratos 2.6g; Grasas 18.8g

Queso extra: Calorías 314; Proteínas n 18g; Carbohidratos 3.6g; Grasas 24.7g

Azúcar de canela: Calorías 291.7g; Proteínas 13g; Carbohidratos 3.3g; Grasas 24.3g

Palitos Super Queso

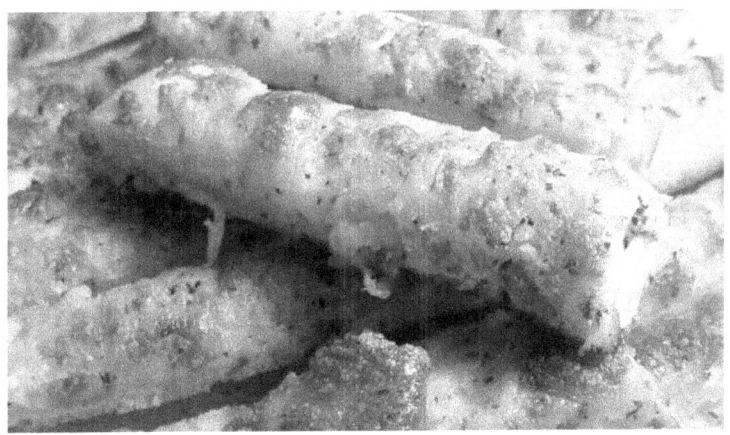

Tiempo de preparación: 10 minutos

Tiempo de cocción: 15 minutos

Tiempo total: 25 minutos

Rinde: 8 porciones

Ingredientes:

Para los palitos de pan: ½ taza de queso parmesano, rallado; 1 tazas de queso mozzarella, rallado; ½ cucharadita de ajo en polvo; 1 cucharadita de condimento italiano mediterraneo; ¼ cucharadita de levadura en polvo; ½ cucharadita de sal; 4 huevos; 1 oz de crema de queso, ablandado; ⅓ taza de harina de coco; 4 ½ cucharadas de mantequilla (derretida y enfriada).

Para la parte superior: 12 cucharaditas de condimento italiano mediterraneo; ¼ taza de queso parmesano, rallado; 2 tazas de queso mozzarella, rallado.

Instrucciones

- Precalentar el horno a 204°C (400°F)
- Prepares una bandeja para hornear de 7x11

engrasándola.

- Combines la crema de queso, la sal, los huevos y la mantequilla derretida y luego mezclar.

- Agregues las especias, la levadura y la harina de coco a la mezcla de mantequilla y revuelva hasta que se combinen, luego agregues el parmesano y la mozzarella.

- Transferir la masa a una cacerola y luego cubrir con las hierbas y especias italianas adicionales, queso parmesano y mozzarella.

- Hornear hasta que los palitos de pan estén listos por 15 minutos. A la mitad de la cocción, usar un cortador de pizza para crear palitos de pan individuales.

- Transfiera la bandeja a la rejilla superior del horno y asar hasta que el queso esté burbujeante y dorado por alrededor de 1-2 minutos

- Servir con salsa marinara ceto amigable

Información nutricional por porción:
Calorías 299; Proteínas 17g; Carbohidratos 4g; Grasas 23g.

Pesto Crackers

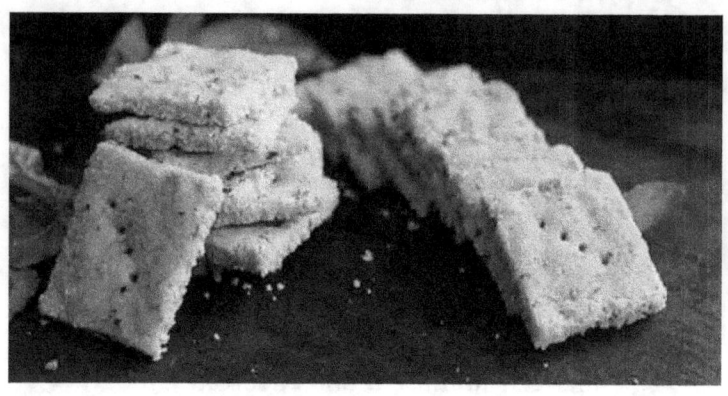

Tiempo de preparación: 10 minutos

Tiempo de cocción: 20 minutos

Tiempo total: 30 minutos

Rinde: 6 porciones

Ingredientes: *1 ¼ taza de harina de almendras; ½ cucharadita de levadura en polvo; ½ cucharadita de sal; ¼ cucharadita de pimienta negra molida; 1 pizca de pimienta de cayena; ¼ cucharadita de albahaca seca; 1 diente de ajo; presionado; 2 cucharadas de pesto de albahaca; 3 cucharadas de mantequilla.*

Instrucciones

- Precalientar el horno a 163°C (325°F). Cubra su bandeja de horno con papel pergamino y dejar a un lado

- Mezcles la harina de almendras, la levadura en polvo, la sal y la pimienta. Agregues la cayena, la albahaca y el ajo. Una vez combinado, agregues el pesto y mezcles hasta que se formen migajas gruesas.

- Agregues la mantequilla y amasar hasta que se forme una masa suave

- Transferir la masa a la hoja preparada y extiéndalas en una capa delgada. Hornear por unos 15-20 minutos. Cuando esté listo, retirar del horno, dejar que se enfríe un poco y cortar en galletas

Información nutricional por porción:
Calorías 210.9; Proteínas 6.1g; Carbohidratos 6g; Azúcares 1g; Grasas 19.8g (Grasas saturadas 4.6).

Crackers de Semillas

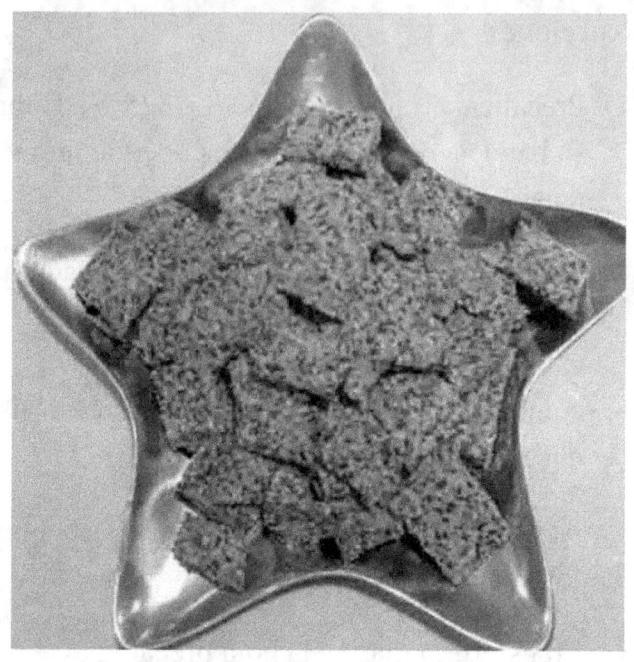

Tiempo de preparación: 10 minutos

Tiempo de cocción: 60 minutos

Tiempo total: 70 minutos

Rinde: 70 crackers

Ingredientes: *1 taza de agua hirviendo; ⅓ taza de semillas de chía; ⅓ taza de semillas de sésamo; ⅓ taza de semillas de calabaza; ⅓ taza de semillas de lino; ⅓ taza de semillas de girasol; 1 cucharada de polvo de psyllium; 1 taza de harina de almendras; 1 cucharadita de sal; ¼ taza de aceite de coco, derretido.*

Instrucciones

- Precalentar el horno a 149°C (300°F). Cubrir una bandeja para hornear galletas con papel pergamino y dejar a un lado

- Agregues todos los ingredientes excepto el aceite de coco y el agua a tu procesador de alimentos y pulsar hasta que todos los ingredientes estén molidos. Transferir a un plato mezclador más grande

- Verter el aceite de coco derretido y el agua hirviendo y mezclar hasta que esté bien combinado.

- Transferir a la hoja preparada y extender en una capa delgada

- Cortar la masa en galletas y hornear durante una hora. Cuando termine, dejes que las galletas se enfríen. Servir de inmediato o almacenar en un recipiente hermético

Información nutricional por porción:
Calorías 33.6; Proteínas 1.1g; Carbohidratos 1.6g; Azúcares 0.1; Grasas 2.8g (Grasas saturadas 0.8g)

Galletas de Sal y Pimienta

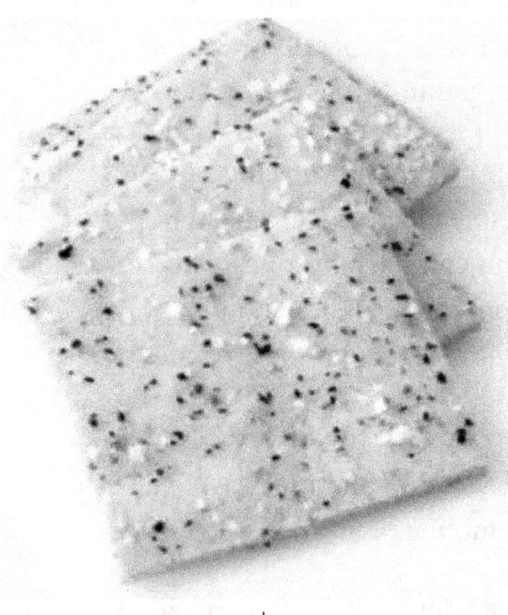

+

Tiempo de preparación: 10 minutos

Tiempo de cocción: 15 minutos

Tiempo total: 25 minutos

Rinde: 20 galletas

Ingredientes: *1 huevo; 2 tazas de harina de almendras; ½ cucharadita de sal marina celta; más más para espolvorear; ½ cucharadita de pimienta negra molida, y más para espolvorear.*

Instrucciones

- Precalientar el horno a 177°C (350°F). Forrar una bandeja para hornear con papel pergamino y dejar a un lado

- Agregues los ingredientes a tu procesador de alimentos y pulsar hasta que se forme masa

- Coloques la masa en una hoja de papel pergamino, cubrir con otro trozo de papel y extender en una capa delgada. Transferir a la bandeja para hornear y cortar en galletas

- Espolvorear con sal y pimienta y hornear durante unos 10-15 minutos.

- Cuando termine, retirar, dejar enfriar y servir

Información nutricional por porción:
Calorías 67.6; Proteínas 2.7g; Carbohidratos 1.4g; Azúcares 0.1; Grasas 5.8g (Grasas saturadas 0.5g)

Galletas de Pan Crujientes de Almendras

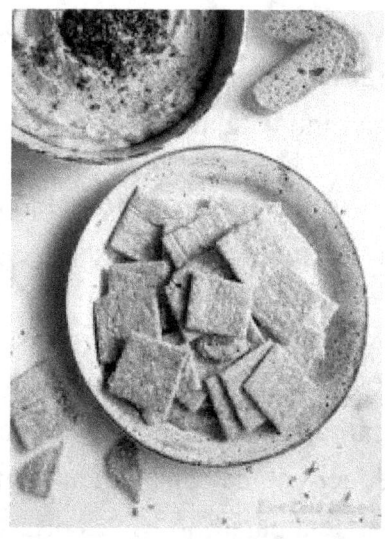

Tiempo de preparación: 10 minutos

Tiempo de cocción: 20 minutos

Tiempo total: 30 minutos

Rinde: 40 galletas

Ingredientes: *1 taza de harina de almendras; 1/4 cucharadita de bicarbonato de sodio; 1/4 cucharadita de sal; 1/8 cucharadita de pimienta negra; 3 cucharadas de semillas de sésamo; 1 huevo batido; Sal y pimienta negra al gusto.*

Instrucciones

- Precalientar el horno a 177°C (350°F). Cubrir dos bandejas para hornear con papel pergamino y dejar a un lado

- Mezclar todos los ingredientes secos en un tazón grande. Agregues el huevo y mezcles bien para incorporar y formar masa. Dividir la masa en dos bolas.

- Extiendas la masa entre dos trozos de papel pergamino. Cortar en galletas y transferirlas a la bandeja para hornear preparada

- Hornear por unos 15-20 minutos. Mientras tanto, repita el mismo procedimiento con la masa restante

- Una vez hecho, dejar enfriar las galletas y servir con sal y pimienta negra.

Información nutricional por porción:
Calorías 21.7, Proteínas 0.9g, Carbohidratos 0.8g, Azúcares 0.1, Grasas 2.9g (Grasas saturadas 0.2g)

8. PANES PLANOS Y TORTILLAS

Pan Plano Bajo en Carbohidratos

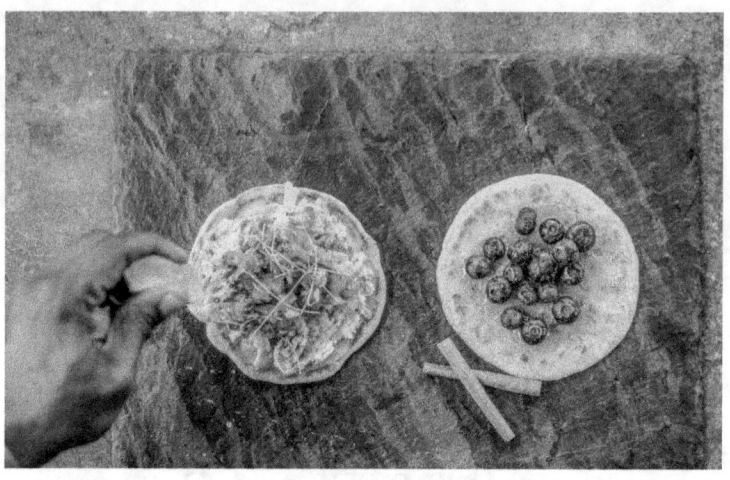

Tiempo de preparación: 5 minutos.

Tiempo de cocción: 5 minutos.

Tiempo total: 10 minutos.

Rinde: 6 porciones

Ingredientes: 6 cucharaditas de mantequilla; 1 pizca de sal marina; ½ taza de harina/polvo de arrurruz; ½ taza más una cucharada colmada de harina de almendras o de coco; 1 taza de leche de coco con toda la grasa, decorar (opcional).

Instrucciones

- Batir todos los ingredientes en un tazón grande. Debe tener la consistencia de panqueque, suelta y gruesa. Si está demasiado suelto/delgado, agregues cucharadas de harina de arrurruz y harina de almendras para espesarla. Si es demasiado espesa, agregues sólo una cucharada de leche de coco para adelgazar.

- Precalientar una sartén antiadherente a fuego medio alto y luego rociar con un poco de aceite de oliva.

- Agregues una taza de la masa al centro de la sartén. Cocinar el pan plano hasta que esté firme y los bordes estén ligeramente dorados pero no crujientes; Esto debería tomar unos 3 minutos.

- Usar una espátula para voltear el pan plano y cocinar el otro lado durante 2 a 3 minutos más hasta que ambos lados estén dorados. Repetir esto para la masa de pan plano restante.

- Una vez hecho, enfriar el pan plano en una rejilla para enfriar. Mientras aún está caliente, cepillar el pan con la mantequilla para untar. Disfrutas con tu cobertura deseada.

- Guardes los restos de comida en el refrigerador por alrededor de 6 a 7 días.

Información nutricional por porción:
Calorías 167, Proteínas 2g, Carbohidratos 13g; Grasas 13g.

Tortilla Bja en Carbohidratos

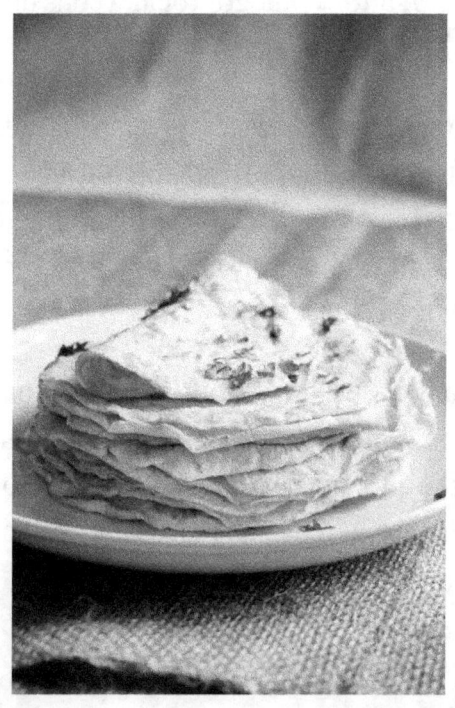

Tiempo de preparación: 10 minutos.

Tiempo de cocción: 12 minutos.

Tiempo total: 22 minutos.

Rinde: 6 porciones

Ingredientes: ¼ cucharadita de cebolla en polvo; ¼ cucharadita de ajo en polvo; ½ cucharadita de sal; 2 huevos grandes; 6 onzas de queso cheddar rallado; 16 onzas de coliflor cruda (aproximadamente la mitad de una cabeza grande).

Instrucciones

- Precalientar el horno a 204°C (400°F).
- Prepares varias bandejas para hornear forrándolas con papel pergamino y luego póngalas a un lado.
- Picar la coliflor ligeramente y luego colocarla en el procesador de alimentos. Pulsar hasta que la coliflor se muela en migajas y luego agregues los ingredientes restantes. Pulsar hasta que todos los ingredientes se combinen.

- Porcionar la mezcla en las bandejas para hornear preparadas anteriormente con una cucharada de galletas de 3 cucharadas. Dejas suficiente espacio para extender la masa.

- Usar un trozo de papel encerado para cubrir los montículos, luego enróllelos en círculos de aproximadamente 4 a 4 ½ pulgadas y luego retires el papel encerado.

- Hornear hasta que las tortillas estén doradas durante 12 minutos y luego déjelas reposar en la bandeja para hornear durante 3 a 5 minutos para que se enfríen.

- Despegues el papel de pergamino. Disfrutar

Información nutricional por porción:
Calorías 160, Proteínas 10g, Carbohidratos 4g; Grasas 11g.

Tortillas de Harina de Almendras

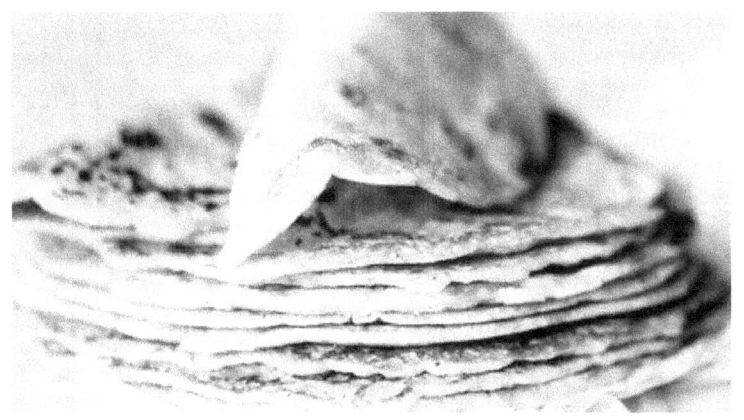

Tiempo de preparación: 15 minutos

Tiempo de cocción: 5 minutos

Tiempo total: 20 minutos

Rinde: 8 porciones

Ingredientes: 120 ml de agua hirviendo; 4 claras de huevo; 1,5 cucharaditas de sal; 1 cucharadita de levadura en polvo; 6 cucharadas de cáscara de psyllium en polvo; 150 g de harina de almendras blanqueadas; 1-2 cucharadas de aceite para freír.

Instrucciones

- En un tazón grande, mezclar todos los ingredientes secos.

- Agregues las claras de huevo y mezcles bien. Agregues el agua hirviendo, un poco a la vez y mezcles con una espátula de silicona; al mezclar, el psyllium absorbe el agua.

- Dejas que la masa repose durante 5 minutos una vez que hayas terminado de mezclar y luego dividir la masa en 8 bolas.

- Coloques las bolas de una en una sobre un trozo de papel pergamino y luego cúbralas con otro papel pergamino.

- Coloques la sartén sobre la masa y presionar. Una vez presionado, incluso puedes girar la sartén de derecha a izquierda para expandir la masa. Sin embargo, las tortillas se verán delgadas, se espesarán un poco una vez que las cocines. Repetir esto con la masa restante.

- Calientar el aceite en una sartén y coloca las tortillas de una en una. Cocine a fuego medio durante 20 a 40 segundos en cada lado hasta que las costras estén doradas.

- Transferir a un plato una vez cocinado para que se enfríen.

Información nutricional por porción:
Calorías 138, Proteínas 5.82g, Carbohidratos 10.14g; Grasas 9.4g.

Tortillas de Harina de Coco

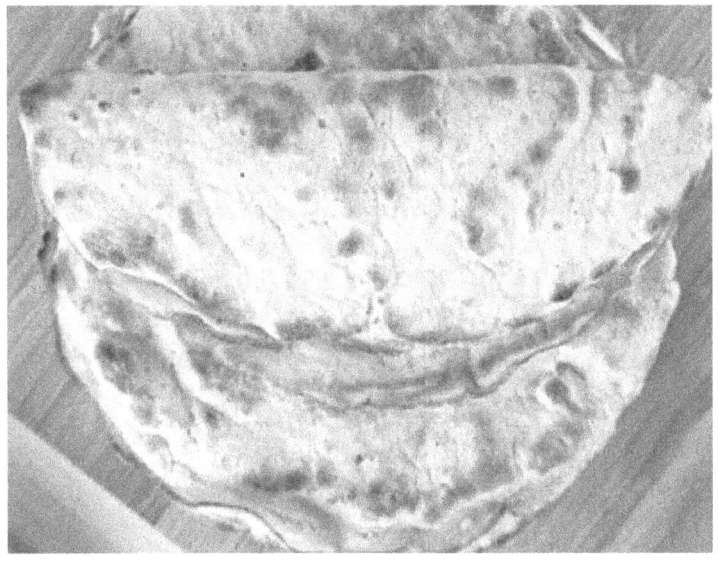

Tiempo de preparación: 5 minutos

Tiempo de cocción: 10 minutos

Tiempo total: 15 minutos

Rinde: 4 porciones

Ingredientes: 1 cucharada de manteca o aceite para freír; 1 taza de agua ½ cucharadita de levadura en polvo; 8 g de cáscara de psyllium; 50 g de harina de coco; sal al gusto

Instrucciones

- En un recipiente apto para microondas, calientas 1 taza de agua en el microondas durante 30 segundos.

- Mezcles todos los ingredientes secos en un tazón y agregues el agua tibia. Amasar para formar masa, luego dejar reposar durante 10 minutos y luego dividir la masa en 4 partes.

- Coloques una parte de la masa entre 2 trozos de papel pergamino y extiéndala.

- Agregues un poco de manteca o mantequilla a una sartén y luego coloques la masa plana en la sartén.

- Permitir que el lado inferior se cocine por completo antes de voltear al otro lado. Asegúrese de cocinar ambos lados hasta que estén dorados

- Servir

Información nutricional por porción:
Calorías 58; Proteínas 2g; Carbohidratos 12g; Grasas 2g

Pan Plano de Queso

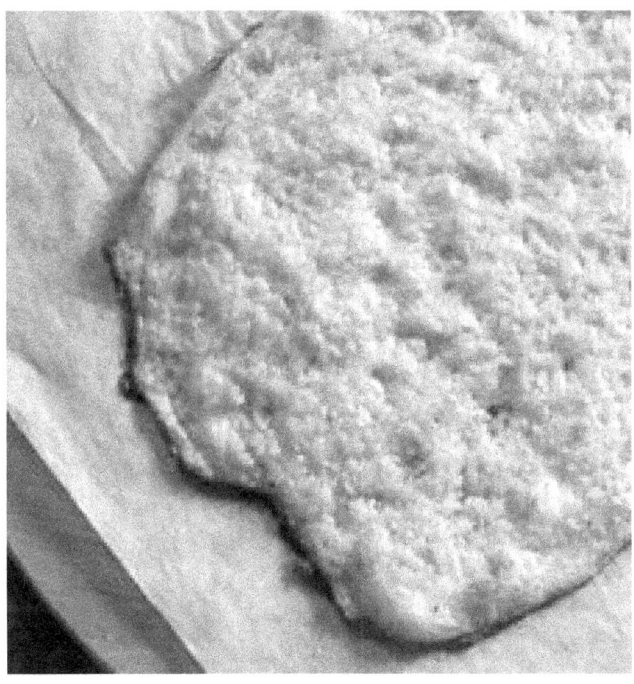

Tiempo de preparación: 5 minutos

Tiempo de cocción: 15 minutos

Tiempo total: 20 minutos

Rinde: 6 porciones

***Ingredientes:** ½ taza de queso cheddar, rallado; 1 huevo; 2 cucharadas de crema de queso, en cubos; 2 cucharaditas de condimento picante; 1 pizca de sal; 6 cucharadas de harina de almendras; ¾ taza de mozzarella, rallada; ½ cucharada de aceite de oliva*

Instrucciones

- Precalientar el horno a 204°C (400°F).

- Prepares tu bandeja para hornear forrándola con papel pergamino y luego cepillar con aceite de manera uniforme. Dejar de lado.

- Mezcles el condimento, la sal marina, la harina de almendras y la mozzarella en un tazón mediano y luego agregues la crema de queso en cubos encima.

- Microondas durante 45 segundos a

temperatura alta y revuelvas luego microondas durante 20 segundos más y revuelvas nuevamente. Agregues el huevo y mezcles hasta que esté completamente combinado

- Coloques la masa sobre la bandeja para hornear preparada anteriormente y forme un rectángulo con la masa con las manos. Espolvorear con el queso cheddar de manera uniforme.

- Hornear hasta que el queso se derrita y el pan comience a dorarse; esto toma alrededor de 15 a 18 minutos

- Rebanes y disfrutes.

Información nutricional por porción:
Calorías 161; Proteínas 8.1g; Carbohidratos 2.1g; Grasas 13.8g.

Pan Plano 5 Ingredientes

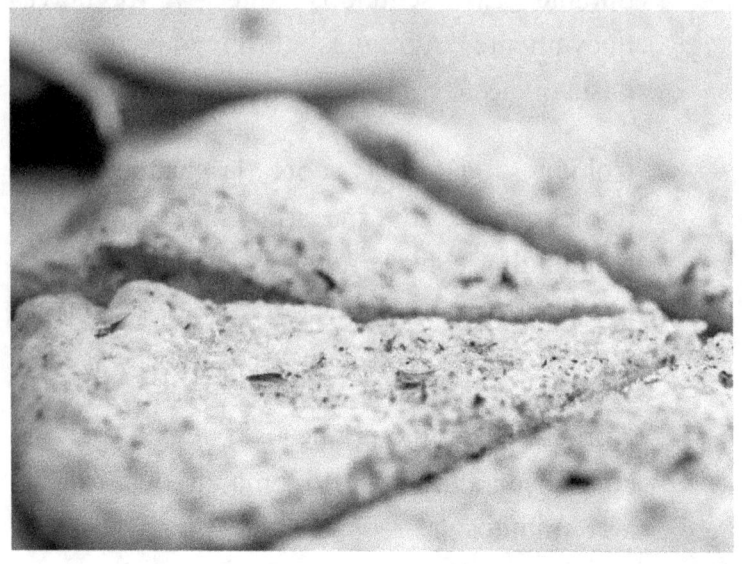

Tiempo de preparación: 5 minutos

Tiempo de cocción: 20 minutos

Tiempo total: 25 minutos

Rinde: 8 porciones

Ingredientes: 1 cucharadita de albahaca; 1 cucharada de ajo en polvo; 2 cucharadas de harina de almendras; 1 huevo; 1 cucharada de crema de queso; ¾ taza de queso mozzarella

Instrucciones

- Precalientar el horno a 177°C (350°F).

- Derrita la crema de queso y la mozzarella, y mezcles la harina de almendras y el huevo.

- Preparas tu bandeja para hornear forrándola con papel pergamino y luego aplana la mezcla encima.

- Espolvorear con el ajo en polvo y hornea por 20 minutos.

Información nutricional por porción:
Calorías 56; Proteínas 3.6g; Carbohidratos 0.8g; Grasas 4.5g

9. PIZZA CETOGÉNICA

Pizza de Queso

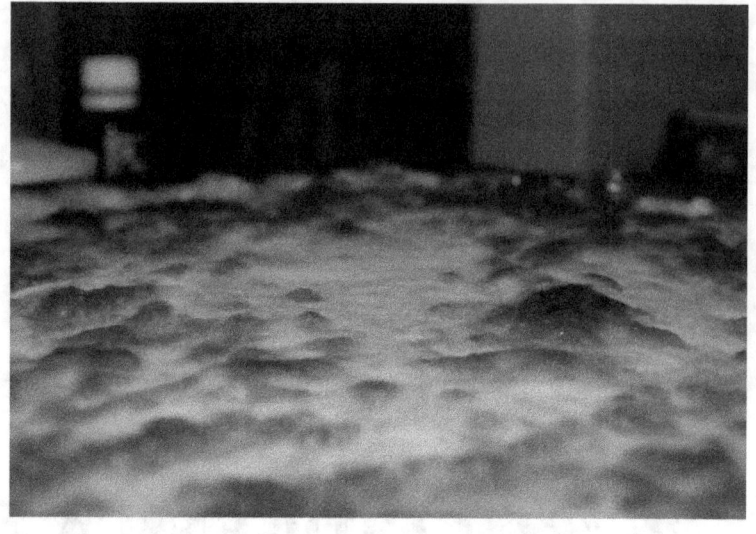

Tiempo de preparación: 10 minutos

Tiempo de cocción: 25 minutos

Tiempo total: 35 minutos

Rinde: 4 porciones

Ingredientes: 1 huevo; 2 cucharaditas de condimento italiano mediterráneo; 2 cucharaditas de ajo en polvo; 1 taza de mozzarella rallada (para la corteza); 1 taza de queso (para la cobertura); 1 taza de queso asiago; 1 taza de queso parmesano; 1

frasco de salsa marinara.

Instrucciones

- Precalentar el horno a 218°C (425°F).

- En un tazón separado, combine una taza de queso mozzarella, el ajo en polvo, el huevo y la albahaca en un tazón. Engrases una placa de cocción para pasteles con spray antiadherente para cocinar, luego vierta y esparza esta mezcla por el fondo del plato; está bien si algunas de las mezclas se ponen de lado.

- Colocar en el horno y hornear durante 10 minutos.

- Retirar la pizza del horno, luego extienda la salsa a continuación.

- Agregues más ajo, condimento italiano y albahaca.

- Cubrir con los ingredientes restantes, luego vuelva a colocar todo en el horno y hornear por 10 minutos adicionales. ¡Dejar reposar unos minutos después de sacarlo del horno y disfrutar!

- Esta corteza hace excelentes sobras, así que

simplemente envuelva y guarde todo lo que tenga en el refrigerador, y vuelva a calentar en el microondas cuando tenga ganas de más pizza.

Información nutricional por porción:
Calorías 1069; Proteínas 55g; Carbohidratos 8g; Fibra 3g; Grasas 55g

Pizza Carnívora

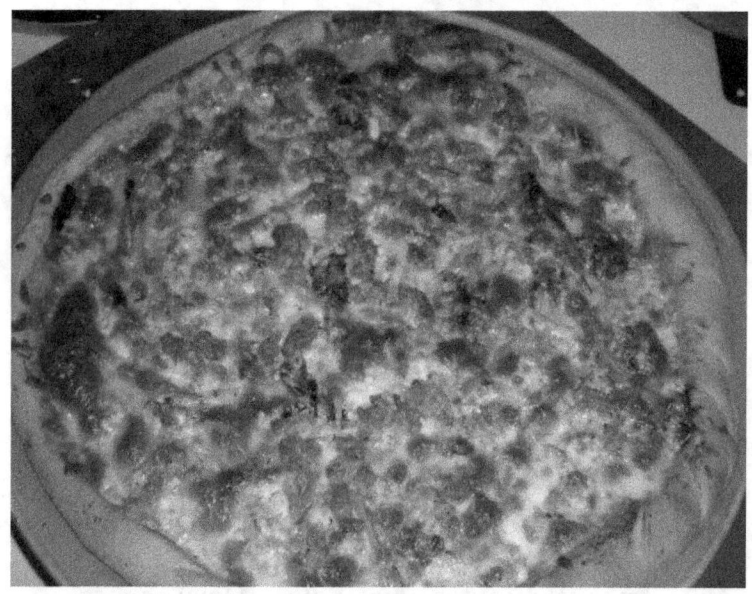

Tiempo de preparación: 10 minutos

Tiempo de cocción: 25 minutos

Tiempo total: 35 minutos

Rinde: 4 porciones

Ingredientes: *1 huevo; 2 cucharaditas de condimento italiano; 2 cucharaditas de ajo en polvo; 1¾ taza de mozzarella rallada (para la corteza); 1 taza de mozzarella (para la cobertura); 1 paquete de pepperoni; 1 paquete de tocino canadiense; 1 paquete de trocitos de tocino; 1 frasco de salsa marinara.*

Instrucciones

- Precalentar el horno a 218°C (425°F).

- En un tazón separado, combinar 1 taza de queso mozzarella, el ajo en polvo, el huevo y la albahaca en un tazón. Engrasar la placa de cocción para pasteles con spray antiadherente para cocinar, luego vierta y esparza esta mezcla por el fondo del plato; está bien si algunas de las mezclas se ponen de lado.

- Colocar en el horno y hornear durante 10 minutos.

- Retirar la pizza del horno, luego extienda la salsa a continuación.

- Agregues más ajo, condimento italiano y albahaca.

- Cubrir con los ingredientes restantes, luego vuelva a colocar todo en el horno y hornear por 10 minutos adicionales. ¡Dejar reposar unos minutos después de sacarlo del horno y disfrutar!

- Esta corteza hace excelentes sobras, así que simplemente envuelva y guarde todo lo que tenga en el refrigerador, y vuelva a calentar en el microondas cuando tenga ganas de más pizza.

Información nutricional por porción:
Calorías 1100; Proteínas 55g; Carbohidratos 8g; Fibra 3g; Grasas 55g

Keto Suprema

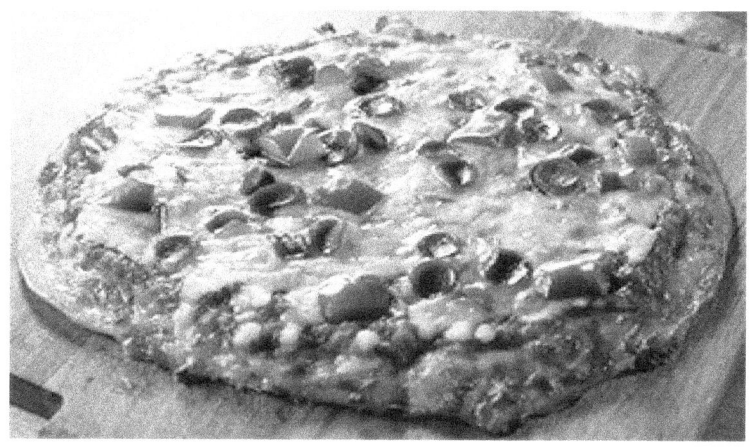

Tiempo de preparación: 10 minutos

Tiempo de cocción: 25 minutos

Tiempo total: 35 minutos

Rinde: 4 porcione

Ingredientes: *1 huevo; 1 frasco de salsa marinara; 2 cucharaditas de condimento italiano; 2 cucharaditas de ajo en polvo; 1 taza de queso mozzarella rallado (para la corteza); 1 taza de queso mozzarella (para la cobertura); 1 paquete de pepperoni; 1 lata pequeña de aceitunas; ½ pimiento verde, finamente picado*

Instrucciones

- Precalentar el horno a 218°C (425°F).

- En un tazón separado, combine el queso mozzarella de 1 ½ taza, el ajo en polvo, el huevo y la albahaca en un tazón. Engrasar una placa de cocción para pasteles con spray antiadherente para cocinar, luego vierta y esparza esta mezcla por el fondo del plato; está bien si algunas de las mezclas se ponen de lado.

- Colocar en el horno y hornear durante 10 minutos.

- Retirar la pizza del horno, luego extienda la salsa a continuación.

- Agregues más ajo, condimento italiano y albahaca.

- Cubrir con los ingredientes restantes, luego vuelva a colocar todo en el horno y hornear por 10 minutos adicionales. ¡Dejar reposar unos minutos después de sacarlo del horno y disfrutar!

- Esta corteza hace excelentes sobras, así que simplemente envuelva y guarde todo lo que tenga en el refrigerador, y vuelva a calentar en el microondas cuando tenga ganas de más pizza.

Información nutricional por porción:
Calorías 1100; Proteínas 55g; Carbohidratos 8g; Fibra 3g; Grasas 55g

La Hawaiana (Estilo Keto)

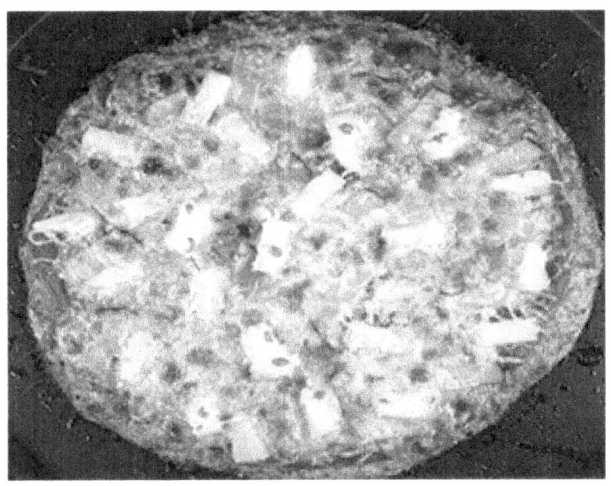

Tiempo de preparación: 10 minutos

Tiempo de cocción: 25 minutos

Tiempo total: 35 minutos

Rinde: 4 porciones

Ingredientes: 1 huevo; 2 cucharaditas de condimento italiano; 2 cucharaditas de ajo en polvo; 1 taza de queso mozzarella rallado (para la corteza); 1 taza de queso mozzarella (para la cobertura); 1 taza de queso asiago; 1 taza de anillos de piña; 1 frasco de salsa marinara; 1 paquete de tocino canadiense.

Instrucciones

- Precalentar el horno a 218°C (425°F).

- En un tazón separado, combine el queso mozzarella de 1 ½ taza, el ajo en polvo, el huevo y la albahaca en un tazón. Engrasar una placa de cocción para pasteles con spray antiadherente para cocinar, luego vierta y esparza esta mezcla por el fondo del plato; está bien si algunas de las mezclas se ponen de lado.

- Colocar en el horno y hornear durante 10 minutos.

- Retirar la pizza del horno, luego extienda la salsa a continuación.

- Agregues más ajo, condimento italiano y albahaca.

- Cubrir con los ingredientes restantes, luego vuelva a colocar todo en el horno y hornear por 10 minutos adicionales. ¡Dejar reposar unos minutos después de sacarlo del horno y disfrutar!

- Esta corteza hace excelentes sobras, así que simplemente envuelva y guarde todo lo que tenga en el refrigerador, y vuelva a calentar en el microondas cuando tenga ganas de más pizza.

Información nutricional por porción:
Calorías 1316; Proteínas 67g; Carbohidratos 10g; Fiber 1g; Grasas 110g

10. PAN DE MAÍZ CETOGÉNICO

Pan de Maíz K

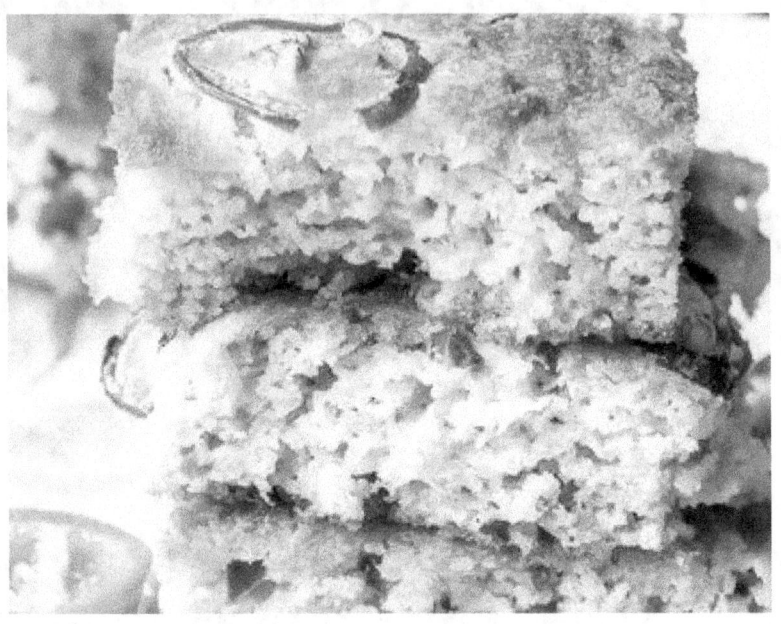

Tiempo de preparación: 5 minutos

Tiempo de cocción: 30 minutos

Tiempo total: 35 minutos

Rinde: 16 porciones

Ingredientes: *¼ de taza de mantequilla derretida; ½ taza de crema espesa; 3 huevos grandes; ½ cucharadita de bicarbonato de sodio; 1 cucharadita* *de sal; ¼ taza de harina de coco; ½ taza de harina de almendras*

Rellenos opcionales: *½ taza de queso cheddar rallado; 4 rebanadas de tocino, cocidas y desmenuzadas; 2 jalapeños, en rodajas finas*

Instrucciones

- Precalientar el horno a 163°C (325°F).

- Mezcles todos los ingredientes aparte de los jalapeños en un tazón mediano (simplemente omitas los rellenos si no desea usarlos).

- Viertes la masa en una sartén de hierro fundido de 10.5 pulgadas bien engrasada y luego cubrir con los jalapeños. Hornear durante unos 25 a 30 minutos y luego dejas que el pan se enfríe durante 5 minutos antes de cortar.

- Puedes almacenar el pan hasta 3 días a temperatura ambiente.

Información nutricional por porción:
Calorías 120; Proteínas 4.1g; Carbohidratos 1.5g; Grasas 10.8g

Pan de Maíz Simple

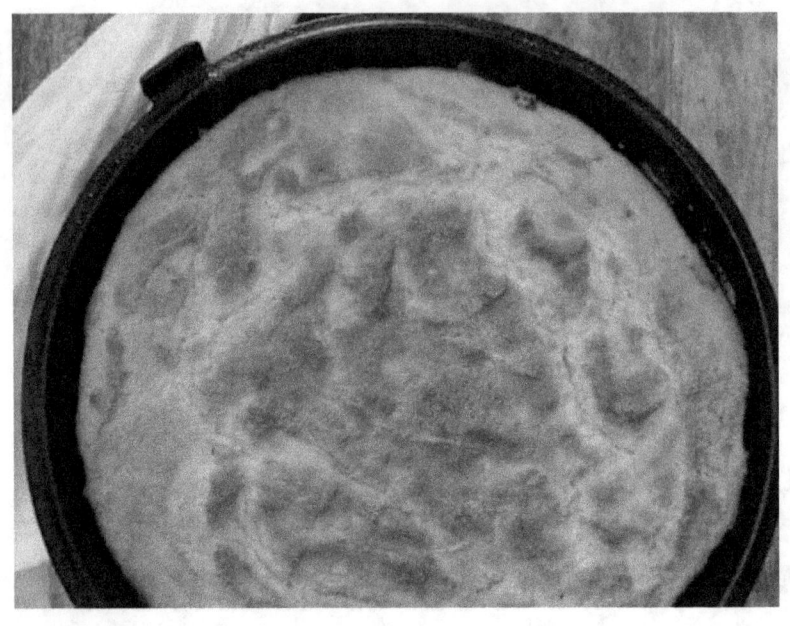

Tiempo de preparación: 10 minutos

Tiempo de cocción: 35 minutos

Tiempo total: 45 minutos

Rinde: 10 porciones

Ingredientes: *1 cucharadita de sal marina; 3 cucharadas de edulcorante Swerve; ½ taza de* *mantequilla derretida más 1 cucharada para engrasar la sartén; 1 taza de crema agria; 4 cucharadas de crema batida espesa; 4 huevos batidos; 2 cucharaditas de levadura en polvo; 2 tazas de harina de almendras.*

Instrucciones

- Precalientar el horno a 190°C (375°F).

- Combines el polvo de hornear, la sal y la harina de almendras en un tazón mediano y luego reserve.

- Combines los huevos, la crema agria y la crema espesa en un tazón mediano hasta que estén completamente combinados.

- Viertes el ingrediente húmedo en los ingredientes secos y revuelvas suavemente hasta que esté completamente incorporado, luego agregues la mantequilla derretida y revuelvas hasta que se mezcle.

- En un hierro fundido precalentado, agregues una cucharadita de mantequilla y luego agregues la masa. Hornear durante 30-35 minutos y servir tibio o caliente a temperatura ambiente.

> **Información nutricional por porción:**
> Calorías 367; Proteínas 7.3g; Carbohidratos 5.4g; Grasas 36.6g

Pan de Maíz Sabroso

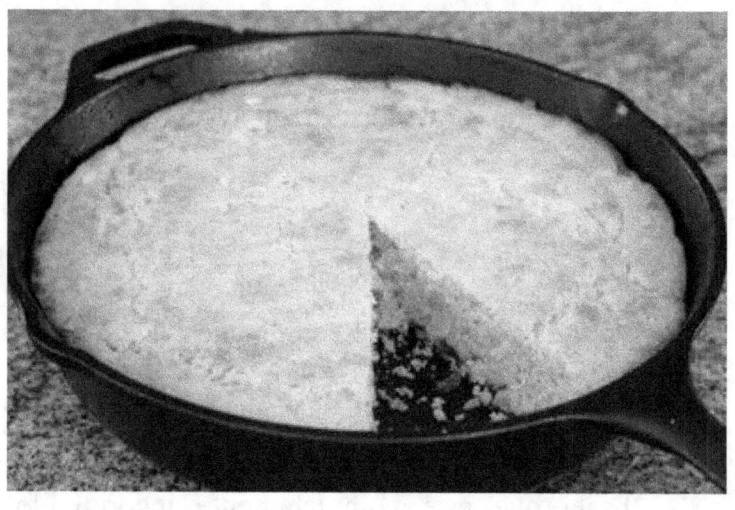

Tiempo de preparación: 10 minutos

Tiempo de cocción: 13 minutos

Tiempo total: 23 minutos

Rinde: 8 porciones

Ingredientes: *3 huevos; ⅓ cucharadita de sal; 1 cucharadita de levadura en polvo; 4 cucharadas de mantequilla derretida; ¾ taza de queso cheddar, rallado; 1 ¼ tazas de harina de almendras.*

Instrucciones

- Precalientar el horno a 204°C (400°F).
- Si cocina con una sartén de hierro fundido, colóquelas en el horno mientras se calienta y retírelas una vez que el horno alcance los 204°C
- En un tazón grande, combines todos los ingredientes secos.
- Agregues los ingredientes húmedos y bata hasta que se combinen. No te preocupes si la masa está grumosa
- Viertes la masa sobre los moldes para muffins preparados o la sartén de hierro caliente
- Hornear hasta que estén doradas por 15 a 20 minutos.
- Almacenar hasta por una semana en un

recipiente hermético

Información nutricional por porción:
Calorías 150; Proteínas 5.8g; Carbohidratos 2.4g; Grasas 13.4g

Pan de Maíz Bajo en Carbohidratos

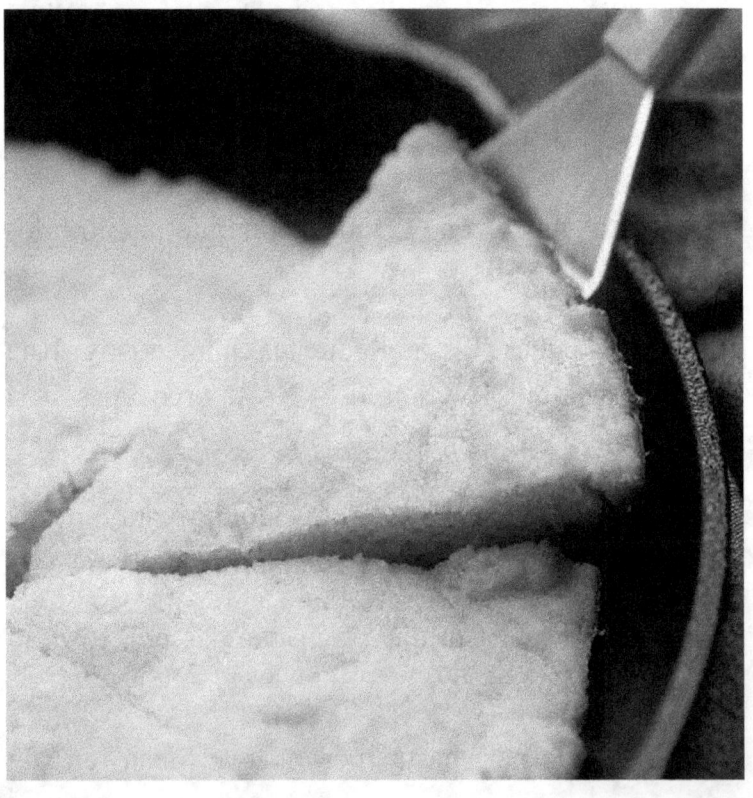

Tiempo de preparación: 10 minutos

Tiempo de cocción: 20 minutos

Tiempo total: 30 minutos

Rinde: 8 rebanadas de pan

Ingredientes: ¼ cucharadita de bicarbonato de sodio; 12 cucharaditas de sal; 2 cucharadas de edulcorante de monkfruit; ½ taza de harina de coco; 3 huevos grandes; ⅓ taza de crema espesa; 6 cucharadas de mantequilla derretida

Instrucciones

- Precalentar el horno a 177°C (350°F).

- Rociar una fuente para hornear de 8 por 8 o una sartén de hierro fundido de 10 pulgadas con spray antiadherente para cocinar

- En un tazón mezcles los huevos, la crema y la mantequilla derretida hasta que estén completamente combinados.

- Agregues el bicarbonato de sodio, la sal, el edulcorante y la harina de coco y revolver para combinar

- Viertas la mezcla sobre el plato preparado anteriormente y hornear hasta que un palillo salga limpio y los bordes estén dorados (alrededor de 15 a 20 minutos)

Información nutricional por porción:
Calorías 150; Proteínas 5.8g; Carbohidratos 2.4g; Grasas 13.4g

Pan de Maíz Dulce

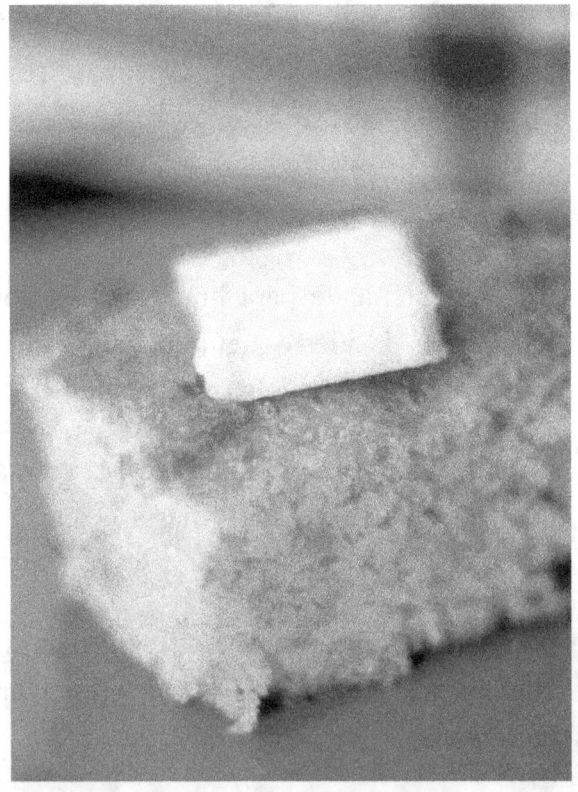

Tiempo de preparación: 10 minutos

Tiempo de cocción: 45 minutos

Tiempo total: 55 minutos

Rinde: 12 porciones

Ingredientes: 3 huevos; 1 cucharadita de goma de xantano; 4 cucharadas de levadura en polvo; 2 cucharadas de edulcorante de eritritol; ⅓ taza de harina de coco; ¾ taza de harina de almendras súper fina; 2 cucharadas de mantequilla; 4 onzas de queso crema; 2 tazas de queso mozzarella parcialmente descremado, rallado; 15-20 gotas de aceite aromatizante de pan de maíz.

Instrucciones

- Precalientar el horno a 177°C (350°F).

- Prepares una fuente para hornear de 8 × 8 pulgadas engrasando con mantequilla.

- Combines la mantequilla, el queso crema y el queso mozzarella en un tazón grande apto para microondas. Microondas en incrementos de 30 segundos revolviendo entre cada uno hasta que la mezcla esté suave y derretida; esto toma alrededor de 2-3 minutos

- Retires del microondas y luego agregues la goma de xantano, el polvo de hornear, el edulcorante, la harina de coco y la harina de almendras. Revolver para combinar y vuelvas al microondas una vez que los quesos comiencen a endurecerse.

- Agregues el saborizante de pan de maíz y los huevos y mezcle para combinar. Transferir a la fuente para hornear preparada una vez que todos los ingredientes estén bien mezclados y cubra con papel de aluminio.

- Hornear por 30 minutos, luego destape y hornee por 10-15 minutos más o hasta que el pan salga hacia atrás cuando se empuje ligeramente y la parte superior esté dorada.

- Dejar que el pan se enfríe un poco antes de cortarlo y servir.

Información nutricional por porción:
Calorías 180; Proteínas 8g; Carbohidratos 5g; Grasas 13g

Pan de Maíz con Harina de Almendras

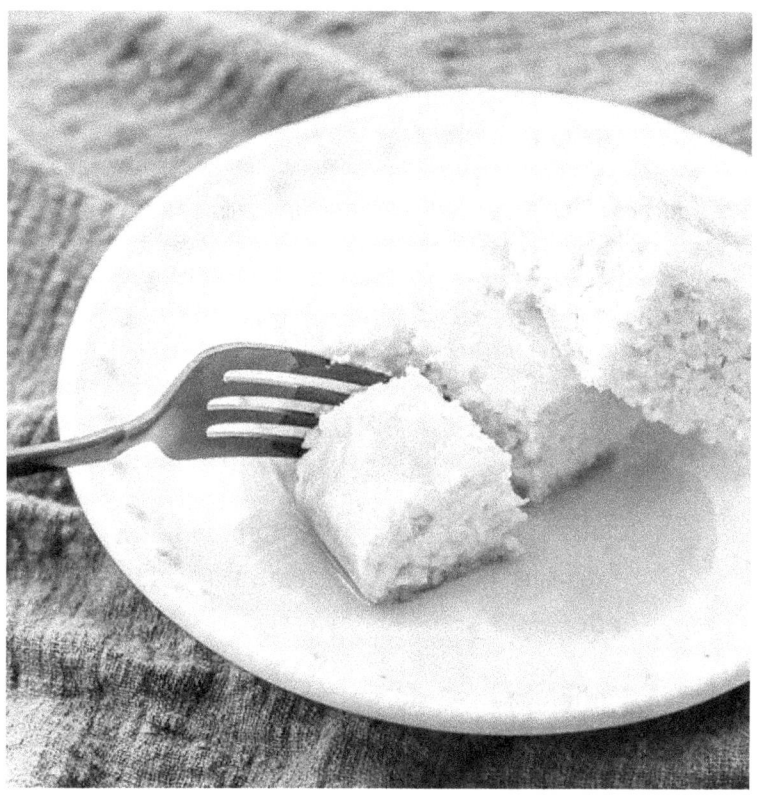

Tiempo de preparación: 15 minutos

Tiempo de cocción: 25 minutos

Tiempo total: 40 minutos

Rinde: 9 rebanadas

Ingredientes: *1 cucharadita de extracto de vainilla; 1 cucharadita de levadura en polvo; 5 cucharadas de mantequilla salada, derretida, más más para engrasar la sartén; 4 huevos grandes; ⅓ taza de edulcorante Swerve; 1 ½ tazas de harina de almendras blanqueadas*

Opcional para servir: *Jarabe sin azúcar; Rebanadas de mantequilla*

Instrucciones

- Precalentar el horno a 177°C (350°F).

- Cubrir una fuente para hornear de 8 x 8 pulgadas con papel pergamino y engrase sus lados.

- Batir el polvo de hornear, el edulcorante y la harina de almendras en un tazón.

- Agregues la vainilla, la mantequilla derretida y los huevos en un recipiente para mezclar separado y uses una batidora de pie o una batidora eléctrica para batir los ingredientes a baja velocidad durante aproximadamente 30 segundos hasta que estén bien mezclados.

- Viertes la mezcla de harina en la mezcla de huevo y batir durante unos 30 segundos a baja velocidad hasta que esté suave e incorporado. La masa resultante debe ser espesa.

- Viertes la masa sobre la fuente preparado anteriormente y luego usas una espátula para alisar la superficie y extender la masa a las esquinas y bordes.

- Hornear durante unos 25 minutos hasta que un palillo salga limpio cuando se inserte.

- Dejar que el pan de maíz se enfríe durante 5 minutos en la fuente y luego liberar deslizando un cuchillo por los bordes.

- Cortar en 9 cuadrados y luego servir caliente con rebanadas de mantequilla o jarabe de arce sin azúcar

Información nutricional por porción:
Calorías 200; Proteínas 7g; Carbohidratos 3.5g; Grasas 18g

11. GALLETAS CETOGÉNICAS

Galletas Sandwich

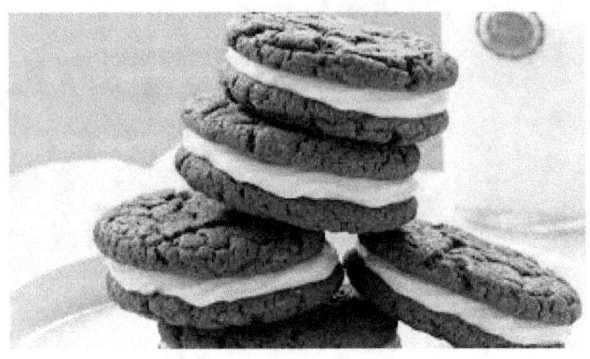

Tiempo de preparación: 25 minutos

Tiempo de cocción: 12 minutos

Tiempo total: 25 minutos

Rinde: 12 porciones

Ingredientes: 2 ½ cucharada de piel de limón rallada; ½ taza de jugo de limón fresco; 3¾ tazas de harina para todo uso; tamizada, ½ cucharadita de bicarbonato de sodio; 1 cucharadita de sal; 1 ½ tazas de azúcar; 1 ½ tazas de mantequilla, ablandada; 2 huevos grandes; 2 yemas de huevo grandes; 1 cucharadita de extracto de vainilla; 2 tazas de azúcar en polvo

Instrucciones

- En una sartén pequeña, agregues 1 cucharada de cáscara de limón y jugo a fuego medio y hierva. Cocinar aproximadamente 4-5 minutos o hasta que la mezcla se reduzca a 2 cucharadas. Colocas la mezcla en un tazón y dejas enfriar por completo

- En un tazón grande, coloques la harina, el bicarbonato de sodio y la sal y mezcle bien. En otro tazón, agregues azúcar y 1 taza de mantequilla y bata hasta que esté bien mezclado. Agregues los huevos, 1 a la vez y batir bien después de la adición. Del mismo modo batir las yemas de huevo. Agregues la mezcla de limón y revolver para combinar. Coloques la mezcla de huevo en el tazón de la mezcla de harina y mezcle hasta que se forme una masa.

- Con una envoltura de plástico, envolver la masa y refrigerar durante aproximadamente 6-8 horas.

- Precalentar el horno a 190°C (375°F). Forre 2 bandejas grandes para galletas con papel pergamino

- Sacar la masa del refrigerador. Transferir la masa sobre una superficie enharinada. Con un rodillo ligeramente enharinado, enrollar la masa en un grosor de 3/8 pulgadas. Con un cortador de galletas de 2 pulgadas, cortar las galletas

- Arreglar las galletas en las bandejas preparadas en una sola capa.

- Hornear por unos 12 minutos.

- Retires del horno y coloques las bandejas para hornear en rejillas para enfriar durante unos 5 minutos. Voltear cuidadosamente las galletas y colóquelas sobre rejillas para que se enfríen completamente antes de llenarlas.

- Mientras tanto, para el relleno: en un tazón, agregues la cáscara de limón restante y una pizca de sal y con el dorso de una cuchara, tritures hasta que se forme una pasta. Agregues el azúcar en polvo y la mantequilla restante y batir hasta que esté bien mezclado y esponjoso.

- Coloques la mitad de las galletas en una superficie lisa, con el lado plano hacia arriba.

Extienda 2 cucharaditas de relleno sobre cada galleta de manera uniforme. Coloque las galletas restantes en la parte superior, con el lado plano hacia abajo

- Servir

Información nutricional por porción:
Calorías 542; Proteínas 5.9g; Carbohidratos 75.4g; Azúcares 45.1; Fibra 1.2g; Grasas 25.1g (Grasas saturadas 15.2g)

Galletas de Queso

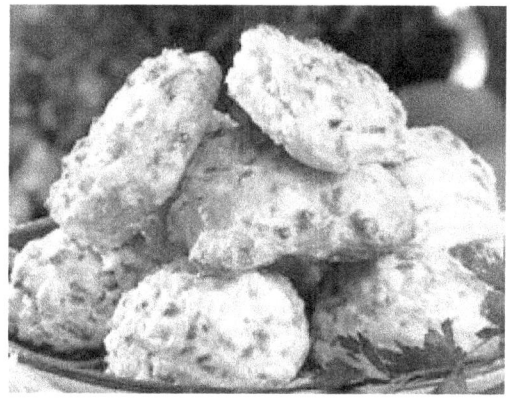

Tiempo de preparación: 20 minutos

Tiempo de cocción: 17 minutos

Tiempo total: 25 minutos

Rinde: 12 porciones

Ingredientes: *2 tazas de harina para todo uso; 1 cucharadita de levadura en polvo; Sal y pimienta negra, según sea necesario; ⅓ taza de mantequilla fría, picada; 3 dientes de ajo picados; 4 rebanadas de tocino cocido, desmenuzado; 1¼ tazas de queso azul, desmenuzado; 1 taza de suero de leche; ¼ taza de mantequilla sin sal, derretida.*

Instrucciones

- Precalientar el horno a 232°C (450°F). Forrar una bandeja grande para hornear con un papel pergamino

- En un tazón grande, coloques la harina, el polvo de hornear, la sal y la pimienta negra. Agregues la mantequilla picada y mezcles hasta que se forme una miga gruesa. Agregues 2 dientes de ajo, tocino y queso y mezcle hasta que estén bien mezclados. Poco a poco, agregues leche y con las manos, mezcle hasta que esté bien mezclado

- Con una cucharada, coloques la mezcla en la

bandeja preparada. Con los dedos, aplana las galletas ligeramente

- Hornear por unos 12-15 minutos. Retires la bandeja para hornear galletas del horno

- Mientras tanto, en un tazón, mezcles la mantequilla derretida y el diente de ajo restante

- Retires la bandeja para hornear del horno y cubras la parte superior de cada galleta con la mezcla de ajo.

- Ahora, encienda el horno a la parrilla. Cocinar las galletas durante unos 2 minutos o hasta que la parte superior se dore.

- Servir caliente

Información nutricional por porción:
Calorías 272; Proteínas 9.6.1g; Carbohidratos 17.8g; Azúcares 1.1; Fibra 0.6g; Grasas 18.1g (Grasas saturadas 10.2g)

12.
MAGDALENAS Y MUFFINS CETOGÉNICOS

Muffins de Chocolate K

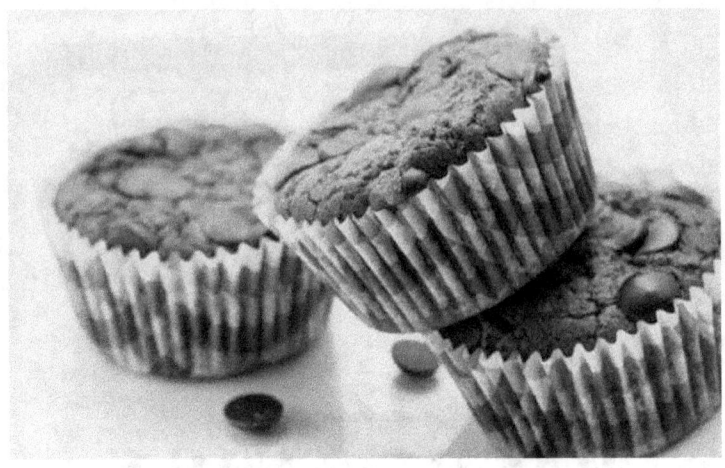

Tiempo de preparación: 10 minutos

Tiempo de cocción: 20 minutos

Tiempo total: 30 minutos

Rinde: 12 muffins

Ingredientes: ½ taza de chispas de chocolate sin azúcar; 3 onzas de mantequilla sin sal, derretida; 2/3 taza de crema espesa; 3 huevos; 1 cucharadita de extracto de vainilla; 1 ½ cucharaditas de levadura en polvo; ½ taza de eritritol; ½ taza de cacao en polvo sin azúcar; 1 taza de harina de almendras

Instrucciones

- Precalentar el horno a 177°C (350°F)

- Combines la levadura en polvo, el eritritol, el cacao en polvo y la harina de almendras en un tazón

- Agregues la crema espesa, los huevos, la vainilla y mezclar bien. Agregues la mantequilla derretida y revuelva para combinar. Agregues las chispas de chocolate y luego continúe revolviendo

- Prepares un molde estándar para muffins de 12 raciones forrándolo con papeles para cupcakes y luego viertir la mezcla en el molde

- Hornee por unos 20 minutos

- Puedes comer los muddins de inmediato o dejar que se enfríen en el molde para panecillos

Información nutricional por porción:
Calorías 301; Proteínas 7g; Carbohidratos 9g; Grasas 26g

Magdalenas de Avena

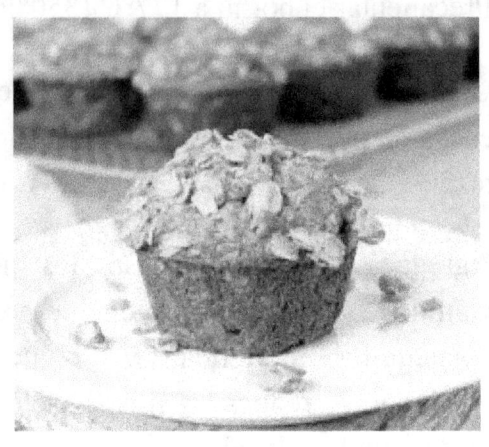

Tiempo de preparación: 20 minutos

Tiempo de cocción: 18 minutos

Tiempo total: 38 minutos

Rinde: 10 magdalenas

Ingredientes: ½ taza más 1 cucharada de azúcar moreno; 1¾ tazas de avena de cocción rápida; 1¼ tazas de harina para todo uso; 1 cucharadita de levadura en polvo; ¾ más 1/8 cucharadita de canela molida; 1 taza de puré de manzana sin azúcar; ½ taza de leche sin grasa; 3 cucharadas de aceite de *canola; 1 clara de huevo; 1 cucharada de mantequilla derretida*

Instrucciones

- Precalientar el horno a 204°C (400°F). Engrasar 10 tazas de un molde para muffins

- En un tazón grande, mezcles 1½ tazas de avena, harina, ½ taza de azúcar morena, levadura en polvo, bicarbonato de sodio, canela y sal. En otro tazón, agregues la compota de manzana, la leche, el aceite y la clara de huevo y bata hasta que esté bien mezclado. Coloques la mezcla de leche en el tazón de la mezcla de harina y mezcles hasta que se mezcle

- Para cubrir: en un tazón, agregue ¼ de taza de avena, 1 cucharada de azúcar morena, 1/8 cucharadita de canela y mantequilla y mezcles hasta que se forme una mezcla desmenuzable

- Coloques la mezcla de harina en los moldes para muffins preparados alrededor de ¾ de capacidad y espolvorar con la mezcla de miga

- Hornear durante 16-18 minutos o hasta que

una brocheta insertada en el centro de los panecillos salga limpia

- Retires del horno y coloques el molde sobre una rejilla para enfriar durante unos 10 minutos. Voltear cuidadosamente las magdalenas y colóquelas sobre la rejilla para que se enfríen completamente antes de servir

Información nutricional por porción:
Calorías 207; Proteínas 4.3g; Carbohidratos 33.3g; Azúcares 11.1; Fibra 2.3g; Grasas 6.5g (Grasas saturadas 1.2g)

Muffins de Nuez y Linaza

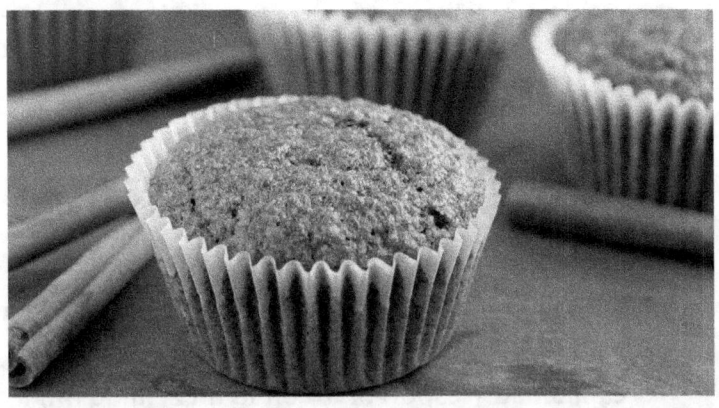

Tiempo de preparación: 10 minutos

Tiempo de cocción: 20 minutos

Tiempo total: 30 minutos

Rinde: 12 muffins

Ingredientes: *½ cucharadita de bicarbonato de sodio; 1 cucharadita de jugo de limón; 2 cucharaditas de canela; 2 cucharaditas de extracto de vainilla; ¼ taza de harina de coco; ½ taza de edulcorante granulado; Una pizca de sal marina; ½ taza de aceite de aguacate o cualquier otro aceite; 4 huevos pastoreados; 1 taza de semillas de lino dorado molido o simplemente compre harina de lino ya molida*

Opcional: *1 taza de nueces picadas*

Instrucciones

- Precalentar el horno a 163°C (325°F)
- Si usa semillas de lino doradas enteras, colóquelas en un molinillo de café y muelas, luego mida 1 taza.

- En un tazón, agregues los ingredientes de la siguiente manera: semillas de lino molidas / harina de lino, huevos, aceite de aguacate, edulcorante, harina de coco, vainilla, canela, jugo de limón, bicarbonato de sodio, sal marina y finalmente las nueces picadas (si se usa) . Mezcles todo hasta que esté bien combinado. Puede usar una batidora eléctrica, pero si lo haces, agregues las nueces al final.

- Hornear de 18 a 22 minutos.

Información nutricional por porción:
Calorías 219; Proteínas 6g; Carbohidratos 6g; Grasas 20g

Magdalenas de Arándanos

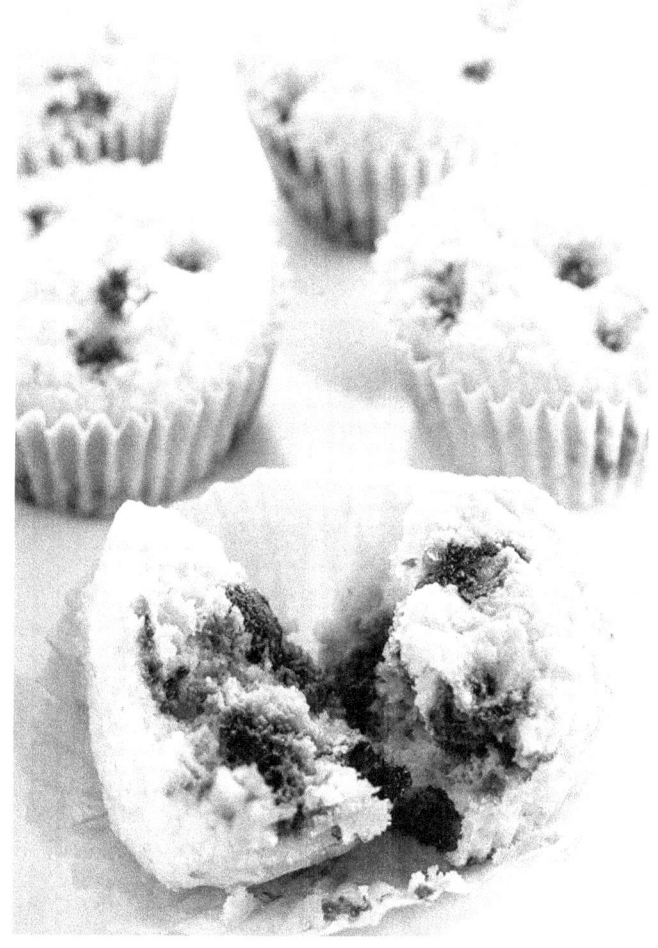

Tiempo de preparación: 10 minutos

Tiempo de cocción: 25 minutos

Tiempo total: 35 minutos

Rinde: 12 magdalenas

Ingredientes: ¾ taza de arándanos; ½ cucharadita de extracto de vainilla; 3 huevos grandes; ⅓ taza de leche de almendras sin azúcar; ⅓ taza de aceite de coco o mantequilla (medido en forma sólida y luego derretido); ¼ cucharadita de sal marina (opcional - recomendado); 1 ½ cucharaditas de polvo de hornear sin gluten; ½ taza de eritritol (o cualquier otro edulcorante granulado); 2 ½ tazas de harina de almendras blanqueadas

Instrucciones

- Precalentar el horno a 177°C (350°F)
- Prepares tu molde para muffins forrándolo con 12 papeles de pergamino o revestimientos para muffins de silicona
- Mezclar la sal marina, el polvo de hornear, el eritritol y la harina de almendras en un tazón grande. Mezclar el extracto de vainilla, los huevos, la leche de almendras y el aceite de coco derretido, luego mezcles los arándanos

- Dividir la masa en partes iguales entre los moldes forrados y hornee por unos 20 a 25 minutos o hasta que cuando inserte un palillo de dientes, salga limpio y la parte superior esté marrón

Información nutricional por porción:
Calorías 217; Proteínas 7g; Carbohidratos 6g; Grasas 19g

Muffins Rellenos de Zarzamora

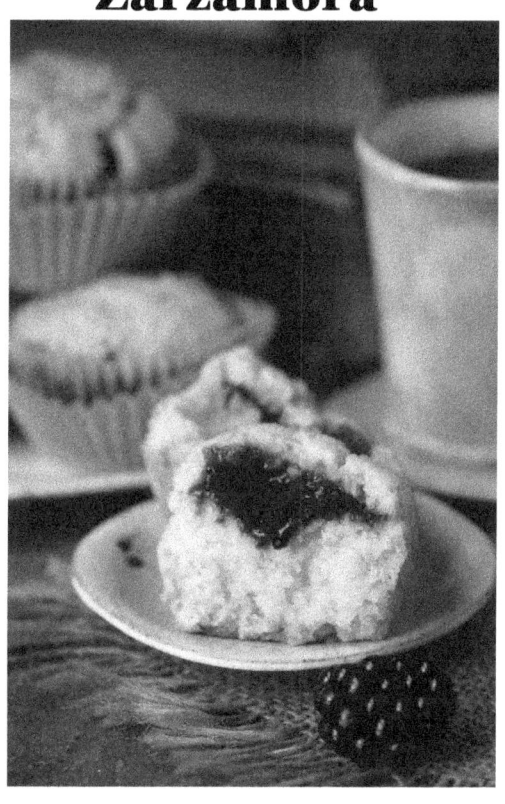

Tiempo de preparación: 20 minutos

Tiempo de cocción: 25 minutos

Tiempo total: 45 minutos

Rinde: 12 muffins

Ingredientes:

Para el relleno de moras: 1 taza de moras congeladas o frescas; 1 cucharada de jugo de limón; 2 cucharadas de agua; ¼ cucharadita de goma de xantano; 3 cucharadas de eritritol de stevia granulado

Para la masa de muffins: ½ cucharadita de extracto de limón; 1 cucharadita de extracto de vainilla; ¼ taza de aceite de coco, manteca o mantequilla derretida; ¼ taza de leche de almendras sin azúcar; 4 huevos grandes; 1 cucharadita de polvo de hornear sin grano; ½ cucharadita de sal; 1 cucharadita de ralladura de limón fresca; ¾ taza de mezcla de eritritol / stevia granulada; 2 ½ tazas de harina de almendras extrafina.

Instrucciones

Para el relleno de moras:

- Batir la goma de xantano y el edulcorante granulado en una cacerola de 1 ½ cuarto de galón. Agregues el jugo de limón y riegues una cucharada a la vez revolviendo entre adiciones.

- Agregues las moras y luego caliente a fuego medio bajo. Llevar a fuego lento revolviendo con frecuencia y luego bajar el fuego. Cocinar a fuego lento durante unos 10 minutos hasta que las moras se rompan y formen una mermelada espesa como jarabe, luego retire del fuego.

- Dejar que la mezcla se enfríe

Para la masa de muffins:

- Precalientar el horno a 177°C (350°F)

- Forrar un molde para muffins con papel para muffins y reserve.

- Batir la lavadura en polvo, la sal marina, la ralladura de limón, el edulcorante granulado y la harina de almendras en un tazón mediano.

- Batir el extracto de limón, el extracto de vainilla, la leche de almendras y los huevos en un tazón pequeño y luego verter la mantequilla mientras se bate.

- Verter los ingredientes húmedos sobre los ingredientes secos lentamente mientras revuelves y luego vierta la masa sobre las tazas de muffins preparadas anteriormente para llenar alrededor de 1/3.

- Usar una cuchara o dedos limpios para formar una depresión en las tazas de masa y luego, en cada depresión, verter una cucharada de la mermelada de mora enfriada. Usar la masa restante para cubrir la mermelada de moras para que cada taza esté llena 2/3

- Hornear hasta que la parte superior salte hacia atrás cuando se toque ligeramente durante unos 25 a 30 minutos.

- Guardar lo que queda en un recipiente hermético en el refrigerador o refrigerador.

Información nutricional por porción:
Calorías 199; Proteínas 7g; Carbohidratos 4g; Grasas 17g

Muffins de chocolate

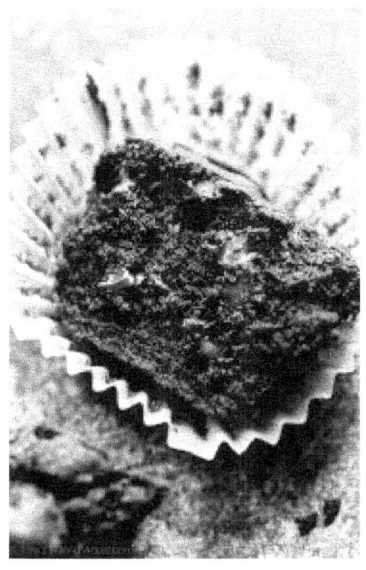

Tiempo de preparación: 15 minutos

Tiempo de cocción: 20 minutos

Tiempo total: 35 minutos

Rinde: 12 muffins

Ingredientes: 2 tazas de harina para todo uso; 1 taza de azúcar blanca; ½ taza de cacao en polvo sin azúcar; 1 cucharadita de bicarbonato de sodio; 1

taza de yogurt natural; ½ taza de leche; ½ taza de aceite vegetal; 1 huevo; 1 cucharadita de extracto de vainilla; 1 taza de chispas de chocolate

Instrucciones

- Precalientar el horno a 204°C (400°F) y engrasar 12 tazas de un molde para muffins

- En un tazón grande, coloques la harina, el azúcar, el cacao en polvo y el bicarbonato de sodio y mezcle bien. En otro tazón, agregues yogur, leche, aceite, huevo y vainilla y bata hasta que esté suave. Agregues la mezcla de huevo en el tazón de la mezcla de harina y mezcle hasta que se mezcle. Suavemente, doble ¾ taza de chispas de chocolate

- Coloques la mezcla en moldes para muffins preparados aproximadamente ¾ de lleno y espolvorar con las chispas de chocolate restantes

- Hornear por 20 minutos o hasta que una brocheta insertada en el centro de los panecillos salga limpia

- Retirar del horno y coloques el molde sobre

una rejilla para enfriar durante unos 10 minutos. Voltear cuidadosamente los muffins y colóquelos sobre la rejilla para que se enfríen completamente antes de servir

Información nutricional por porción:
Calorías 328; Proteínas 5.9g; Carbohidratos 44.8g; Azúcares 26; Fibra 2.9g; Grasas 14.7g (Grasas saturadas 5.5g)

Muffins de Crema de Queso

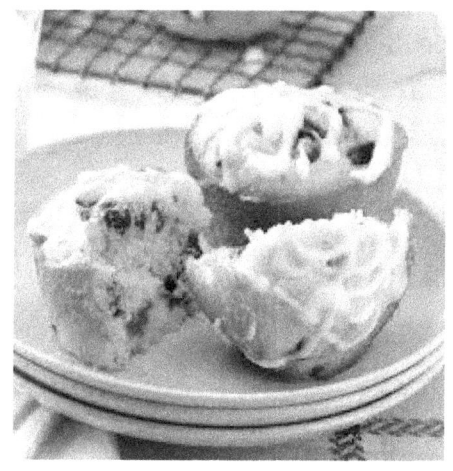

Tiempo de preparación: 15 minutos

Tiempo de cocción: 15 minutos

Tiempo total: 30 minutos

Rinde: 6 muffins

Ingredientes: *1 taza de harina para todo uso; ½ taza de queso crema, ablandado; ½ taza de mantequilla sin sal, ablandada; 1 cucharadita de levadura en polvo; ½ cucharadita de sal; ½ cucharadita de pimentón ahumado; ¾ taza de leche*

Instrucciones

- Precalentar el horno a 218°C (425°F) y cubrir 6 tazas de un molde para muffins con revestimientos de silicona

- En el tazón de una batidora eléctrica, coloques todos los ingredientes excepto la leche y batir a velocidad media-alta durante aproximadamente 2 minutos. Lentamente, agregues la leche, batiendo continuamente hasta que esté bien mezclado

- Transferir la mezcla de queso a los moldes preparados de manera uniforme

- Hornear durante unos 12-15 minutos o hasta que la parte superior se dore

- Retirar del horno y coloques el molde sobre una rejilla para enfriar durante unos 10 minutos. Voltear cuidadosamente los muffins y colóquelas sobre la rejilla para que se enfríen completamente antes de servir

Información nutricional por porción:
Calorías 296; Proteínas 4.8g; Carbohidratos 18.4g; Azúcares 1.5; Fibra 0.7g; Grasas 22.9g (Grasas saturadas 14.4g)

13. RECETAS BONUS

Pretzels de Jamón y Queso

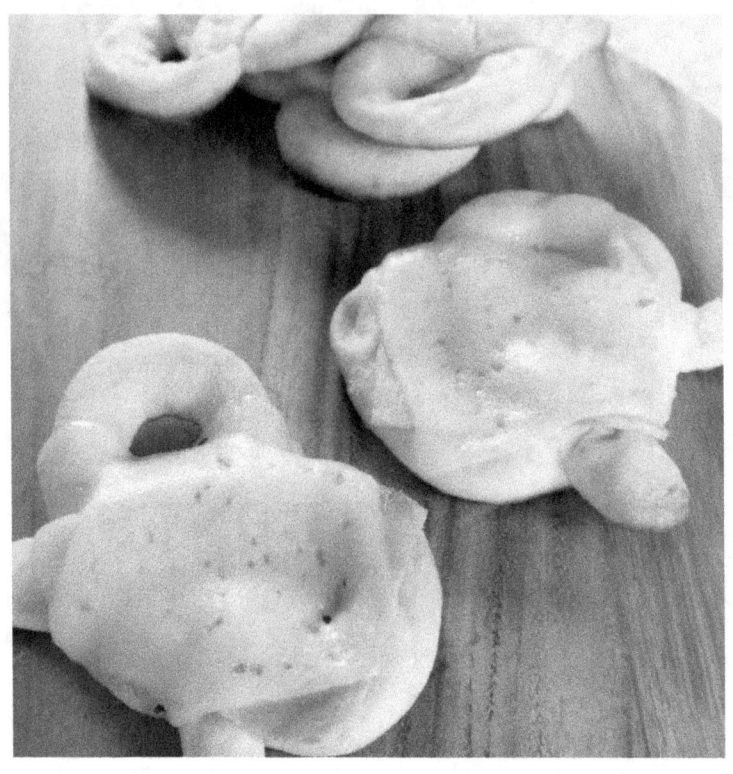

Tiempo de preparación: 15 minutos

Tiempo de cocción: 20 minutos

Tiempo total: 35 minutos

Rinde: 4 porciones

Ingredientes: *6 oz de queso suizo; 6 oz de jamón; 5 cucharadas de queso crema; 3 tazas de queso mozzarella rallado; 3 huevos grandes, divididos; 1 cucharadita de cebolla en polvo; 1 cucharadita de ajo en polvo; 1 cucharada de levadura en polvo; 2 tazas de harina de almendras blanqueadas; Una pizca de sal marina gruesa para cubrir*

Instrucciones

- Precalentar el horno a 218°C (425°F)

- Prepares una bandeja para hornear con borde forrándola con papel pergamino.

- Mezcles la cebolla en polvo, el ajo en polvo, el polvo de hornear y la harina de almendras en un tazón mediano y mezcles hasta que estén bien combinados.

- En un tazón pequeño, rompes uno de los huevos y bátelo con un tenedor; lo usarás como el huevo para lavar los pretzels. Los huevos restantes van en la masa.

- Combines el queso crema y el queso

mozzarella en un tazón grande para microondas y microondas durante 1 ½ minutos, luego retírelo y revolver para combinar.

- Poner de nuevo en el microondas por un minuto más y mezcles nuevamente hasta que esté bien combinado.

- Agregues la mezcla de harina de almendras y los huevos restantes en el tazón con la mezcla de queso y mezcles hasta que estén bien incorporados.

- Coloques la masa nuevamente en el microondas por 30 segundos más para ablandar si se vuelve inviable y demasiado fibrosa, luego continúes mezclando.

- Divida la masa en 6 piezas iguales y enrollar cada pieza en una pieza larga y delgada, como un palito de pan, luego doble cada una en forma de pretzel.

- Usar el huevo lavado para cepillar la parte superior de cada pretzel y luego agregues un trozo de jamón y queso suizo. Espolvorear la parte superior con sal marina gruesa y hornear en la rejilla del medio hasta que esté dorado por 12 a 14 minutos.

Información nutricional por porción:
Calorías 577; Proteínas 36g; Carbohidratos 14g; Grasas 44g

Mini Bocados Pretzels de Quesos

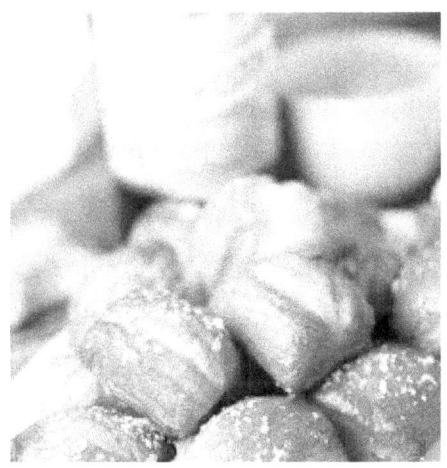

Tiempo de preparación: 15 minutos

Tiempo de cocción: 14 minutos

Tiempo total: 29 minutos

Rinde: 6 porciones

Ingredientes: 2 tazas de harina de almendras; blanqueado, 1 cucharada de levadura en polvo; 1 cucharadita de ajo en polvo; 1 cucharadita de cebolla en polvo; 3 tazas de queso mozzarella, rallado; 5 cucharadas de queso crema, 3 huevos grandes, batidos; Sal marina gruesa, para cubrir.

Instrucciones

- Precalentar el horno a 218°C (425°F). Coloques una rejilla en el centro del horno. Cubrir una bandeja para hornear con papel pergamino.

- En un tazón, mezcles la harina de almendras, la levadura en polvo, la cebolla en polvo y el ajo en polvo.

- En un tazón grande apto para microondas, agregues queso mozzarella y queso crema y cocine en el microondas durante aproximadamente 2½ minutos, revolviendo una vez después de 1½ minutos. Agregues la mezcla de harina y 2 huevos y mezcles hasta que esté bien mezclado.

- Transferir la masa sobre una superficie enharinada y córtelas en 6 porciones de igual tamaño. Enrollar cada porción en una cuerda y haga una forma de U de cada una. Cruzas cada forma de U una sobre la otra y presiona sobre la parte inferior de la U para formar la forma de un pretzel.

- Coloques los pretzels en la bandeja para hornear preparada. Cubrir cada pretzel con el huevo batido restante y espolvorear con sal gruesa.

- Hornear durante unos 12-14 minutos o hasta que la parte superior se dore.

- Retires del horno y coloques la bandeja para hornear sobre una rejilla para enfriar un poco antes de servir.

- Servir tibio.

Información nutricional por porción:
Calorías 324; Proteínas 15.9 g; Carbohidratos 10.7g; Fibra 4.1 g; Azúcares 1.8; Grasas 26.6g (Grasas saturadas 5.4 g).

Sweet Challah Bread

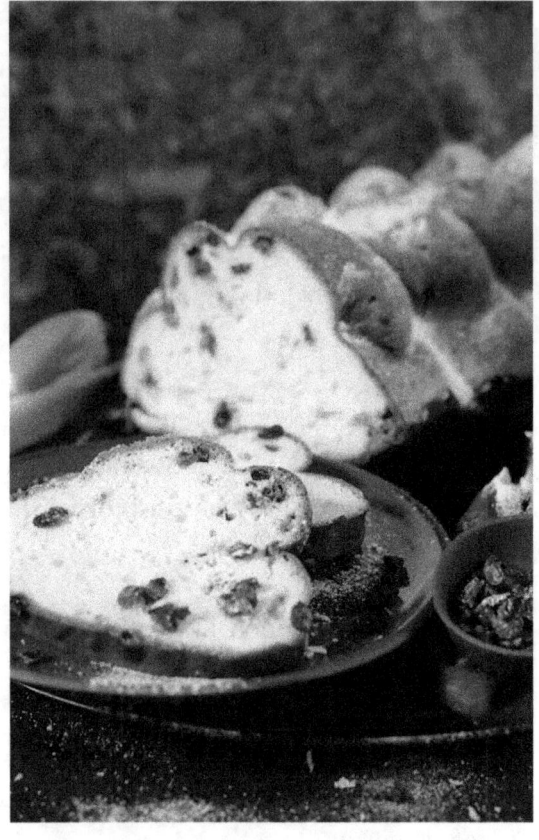

Tiempo de preparación: 10 minutos

Tiempo de cocción: 45 minutos

Tiempo total: 55 minutos

Rinde: 22 porciones

Ingredientes: *¼ de taza de arándanos secos; ½ ralladura de limón, 1 cucharadita de goma de xantano; 2 ½ cucharaditas de levadura en polvo; ⅓ cucharadita de bicarbonato de sodio; ½ cucharadita de sal; ⅔ taza de proteína de vainilla; 1 taza de proteína sin sabor; 50 g de aceite; 60 g de crema espesa; 60 g de mantequilla; 345 g de queso crema; 50 g de Sukrin plus; 4 huevos.*

Instrucciones

- Precalentar el horno a 160°C (320°F)

- Mezcles los huevos hasta obtener picos suaves y luego agreguar, agregues el sustituto del azúcar y mezcles una vez más.

- Agregues el queso crema y los ingredientes líquidos restantes y mezcles nuevamente.

- Agregues todos los ingredientes secos una vez que la mezcla esté bien mezclada y mezclar.

- Usar una batidora para combinar la ralladura de limón fresca y los arándanos y luego mezclar suavemente con la masa.

- Coloques la masa en una bandeja para hornear de silicona según su forma deseada y hornear durante 45 minutos.

Nutritional info per serving:
Calorías 158; Proteínas 9g; Carbohidratos 2g; Grasas 13g.

Scones de Almendra

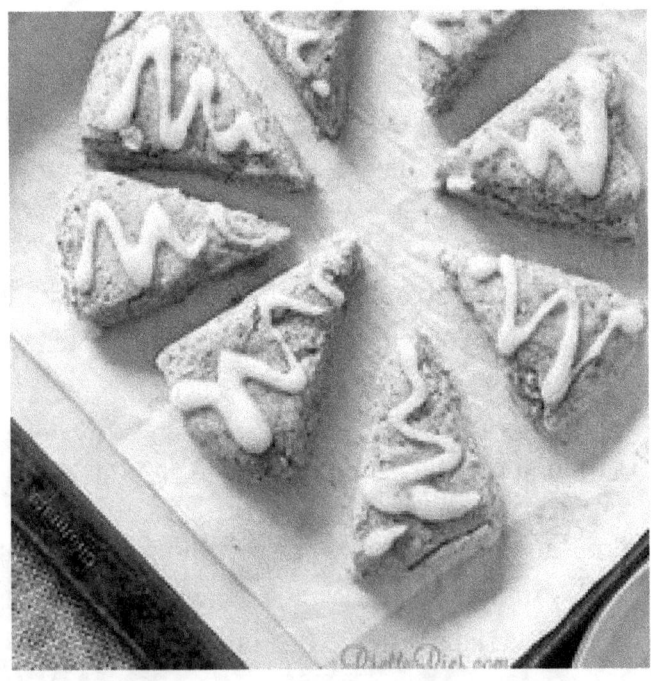

Tiempo de preparación: 15 minutos.

Tiempo de cocción: 25 minutos.

Tiempo total: 40 minutos.

Rinde: 8 porciones

Ingredientes: ¼ de taza de almendras en rodajas; 1 cucharadita de extracto de naranja; ¼ taza de mantequilla derretida; ¼ taza de crema batida espesa; 1 huevo grande; ¼ cucharadita de sal marina; 1 cucharadita de levadura en polvo; ¼ de taza de viraje; ¼ taza de harina de coco; 1 taza de harina de almendras

Para el glaseado: 3 cucharadas de Swerve en polvo; 1 cucharada de mantequilla; 1 cucharada de queso crema

Instrucciones

- Precalientar el horno a 177°C (350°F)

- Prepare una bandeja para hornear forrándola con papel pergamino y luego póngalas a un lado.

- Batir lo swerve, la levadura en polvo, la harina de coco y la harina de almendras en un tazón grande y luego hacer un hueco en la mezcla.

- Rompes los huevos en el pozo y bates, luego viertes el extracto de naranja, la mantequilla derretida y la crema batida y revolver hasta que quede suave. Agregues las almendras rebanadas y revolver bien.

- Coloques la masa sobre la bandeja para hornear preparada anteriormente y luego formar con las manos una hogaza redonda. Cortar la masa en 8 trozos asegurándote de que haya cierta distancia entre ellos.

- Hornear hasta que estén doradas por 25 minutos, luego apagues el horno y dejar que los scones permanezcan en el horno durante 10 a 15 minutos más.

- Mientras tanto, prepares el glaseado en el microondas al microondas, el queso crema y la mantequilla durante aproximadamente 30 segundos a 1 minuto. Usar un tenedor para mezclar bien hasta obtener un glaseado suave y la mantequilla y el queso se disuelvan.

- Rocíar el glaseado sobre tus scones y disfrutar

Información nutricional por porción:
Calorías 217, Proteínas 5g, Carbohidratos 6g; Grasas 20g.

Keto Scones

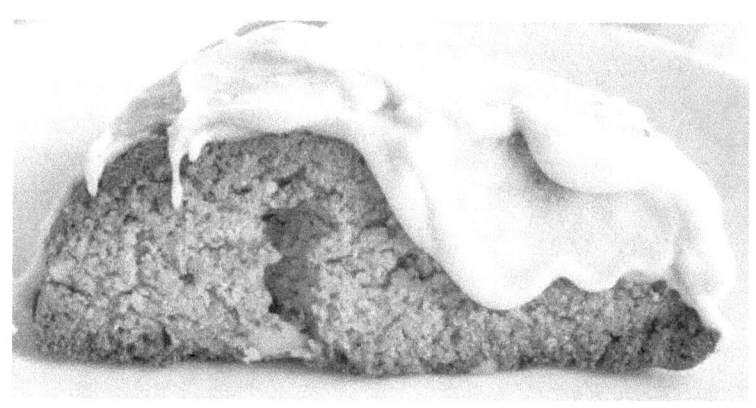

Tiempo de preparación: 10 minutos

Tiempo de cocción: 40 minutos

Tiempo total: 50 minutos

Rinde: 8 porciones

Ingredientes: *⅔ taza de nueces pecans en trozos gruesos, 2 cucharaditas de extracto de arce, 2 ½ cucharadas de mantequilla fría (picada en trozos pequeños), 1 huevo grande, ½ taza de crema espesa, 1 cucharada de levadura en polvo, ½ cucharadita de sal, 2 cucharadas de colágeno, ¼ taza de edulcorante, ½ taza de harina de coco, 1 ½ tazas de harina de almendras*

Para el glaseado de arce: *2 cucharaditas de agua, 1 cucharada de crema espesa, 1 cucharadita de extracto de arce, ½ taza de eritritol en polvo*

Instrucciones

- Precalientar el horno a 177°C (350°F)

- Prepares tu bandeja para hornear forrándola con papel pergamino

- Agregues los ingredientes secos a su procesador de alimentos y pulsar hasta que estén bien combinados. Agregues el extracto, la mantequilla, el huevo y la crema, luego pulsar hasta formar migas. Agregues las nueces y procesar hasta que la masa forme una bola. Esto toma alrededor de 1 a 2 minutos

- Coloques la masa sobre la bandeja para hornear preparada y presionar para formar un círculo y luego córtela en 8 trozos. Extiéndalos para dejar al menos media pulgada entre ellos

- Hornear hasta que esté dorado y firme por 40 minutos. Cubrir los scones con papel de aluminio si comienzan a oscurecer; revíselos después de 15 a 20 minutos. Enfriar por completo

- Prepares el glaseado de arce combinando todos los ingredientes del glaseado y luego untes en tus scones enfriados. ¡Disfrutar!

Información nutricional por porción:
Calorías 302, Proteínas 7g, Carbohidratos 11g; Grasas 27g.

14.
CONSEJOS Y TRUCOS

Compra una báscula de comida

Mantener registros precisos es esencial para saber cuántos carbohidratos, grasas y proteínas consumes. Adivinar puede ser costoso, como un filete de 6 onzas podría muy bien ser un pedazo de carne de 8 onzas. Tienes que ser preciso para mantener tu cuerpo en el modo correcto. Estas son algunas opciones que debe considerar al comprar una nueva báscula de alimentos:

- Placa extraíble: por razones de salud, una placa extraíble te permitirá mantener los gérmenes a raya para facilitar la limpieza.

- Apagado automático: busques una báscula que no tenga un botón de apagado automático. ¡Nada es más frustrante que agregar los totales de su comida, y se apaga!

- Tenga un botón de conversión: muchos de los sitios web y aplicaciones de recetas utilizan diferentes unidades de medida. Es beneficioso tener uno que pueda convertir las onzas a gramos para medir fácilmente sus alimentos.

- Función de tara: una función de tara te permitirá volver a poner la báscula a cero cuando coloques platos, cuencos u otros artículos en la balanza.

Compra artilugios útiles

En la sociedad actual, tienes tantos electrodomésticos útiles para usar en su cocina, cocinar de manera más saludable es mucho más fácil, preciso y rápido. Este segmento te iluminará con algunas de esas herramientas:

- **Espiralizador de verduras:** puedes preparar sabrosas verduras de forma rápida y fácil sin el alboroto adicional

- **Tazas y cucharas de medición:** compres un juego de tazas y cucharas medidoras de calidad para asegurarte de usar medidas exactas. Muchas de las recetas no incluyen métricas estándar y dimensiones estadounidenses. Es mejor ahorrar tiempo y obtener la información allí mismo en tus herramientas.

Consejos para ahorrar tiempo

Piense en cuántas veces ha experimentado "hechizos" que no tenía ganas de pasar horas en la estufa preparando la cena. ¿Te identificas? Al igual que sobre los momentos durante las vacaciones en los que planea tener una casa llena de invitados; ¿es verdad? No te preocupes porque tiene tu fabuloso horno y todas estas nuevas recetas para experimentar en tu cocina. Estas son algunas formas de facilitar un poco el camino:

Ahorre mucho esfuerzo y tiempo: todo lo que necesita son algunas buenas recetas y un poco de tu valioso tiempo. En la mayoría de los casos, estas recetas están orientadas a un estilo de vida rápido y estarán listas con solo unos pocos pasos simples. Después de un tiempo y práctica, tendrás una lista de tus favoritos.

Adelántese a la comida: preparar la comida con tu olla de cocción lenta puede ponerlo por delante del juego. Puedes preparar la cocina la noche anterior si tiene un día ocupado planeado. Todo lo que necesitas son unos minutos de preparación. Simplemente agregues todas las fijaciones (si pueden combinarse durante la noche) en la olla, así que cuando te levantes a la mañana siguiente; todo lo que necesita hacer es sacarlo de la nevera y dejar que alcance la temperatura ambiente. Enciéndalo cuando sales por la puerta y la cena estará lista cuando llegues a casa.

Reduzca la hora de cenar: ¡Tener una comida agradable en casa es mucho más personal para tu familia porque hiciste tu propia cena! No solo eso, eliminará la tentación de pedir alimentos que podrían no ser tan saludables y también serán más caros que cenar en casa.

Observando los líquidos adicionales: no es necesario usar ingredientes adicionales, aparte de lo que se describe en cada una de las recetas. Idealmente, no debes llenar la olla de barro más de la mitad o dos tercios. Demasiado líquido provocará fugas desde la parte superior y puede dar lugar a una comida de mala calidad.

Cocínelo despacio y déjelo solo: una olla de cocción lenta es conocida por crear deliciosos platos mientras saca todos los sabores naturales. ¡Entonces, sigues con tu apretada agenda y no te preocupes! No hay necesidad de preocuparte por verificarlo (a menos que la receta lo requiera). Cada vez que se retira la tapa, se escapa un calor valioso, lo que da como resultado un desglose de los tiempos recomendados. Solo tengas en cuenta ese pensamiento, ¡aunque es tentador abrir la olla y oler los aromas!

Consejos para salir a cenar

Cuando eliges cenar fuera; Sé inteligente y haces algunas investigaciones en línea antes de salir de casa. Muchos de los restaurantes ahora tienen presencia en línea para hacer de la dieta una aventura menos desalentadora. Intente planificar tus comidas con anticipación cuando sea posible. Estas son algunas recomendaciones que te pueden ayudar:

- **Desayuno:** a veces, no hay nada mejor que huevos si quieres ir a lo seguro. Es posible que tengas algunos cargos, pero después de haber usado algunas de las recetas de este libro; sabrás cómo medir tus hábitos alimenticios para la comida más importante del día.

- **Almuerzo:** el pescado y el pollo suelen ser buenas opciones. Muchos de los restaurantes ahora ofrecen menús aptos para dietas. Pruebes algo como ensalada de pollo o una ensalada normal. Debes tener cuidado con el apósito utilizado. Prueba un poco de vinagreta, vinagre simple o aceite de oliva virgen extra.

- **Cena:** siempre eliges un vegetal verde fresco con un corte magro de carne como plato principal. Pruebes un plato tentador de brócoli y filete. ¡Sabroso!

Opciones de comidas: tenga cuidado

Los productos de trigo contienen una enorme cantidad de carbohidratos. Esto eliminará una pizza o una tortilla y un plato de papas fritas. También te decepcionará que tampoco puedas tener una papa horneada. Pida un sustituto con otro acompañamiento. La mayoría de los restaurantes estarán encantados de atender su solicitud, especialmente si él/ella sabe que está siguiendo un plan de dieta en particular.

15.
ERRORES COMUNES EN LA KETO

Aquí hay algunas elecciones desafortunadas hechas por personas que hacen dieta como razones que podrían hacer que su dieta falle. Cambiar a su dieta debe adaptarse a su estilo de vida, por lo que la tarea no necesita convertirse en una tarea temida; es decir, si planificas la ruta hacia el éxito antes de las comidas.

Aprendes de tus errores, y estos son algunos que pueden suceder a lo largo del camino:

Error # 1: Hacer dieta solo: Hacer dieta es un desafío, pero muchas personas han descubierto que hacer dieta con otro amigo, o los miembros de la familia puede hacer que la tarea parezca menos estresante. Muchas de las tentaciones se pueden eliminar si todos están en la misma página. También puede unirte a un grupo de apoyo en línea o, mejor aún, comenzar su propio equipo. El elemento principal es estar rodeado de personas que entiendan su lucha. ¡El elogio de perder kilos y centímetros mientras se mantiene saludable es de lo que se trata la dieta Keto!

Error # 2: Cenar junto al reloj: solo porque el reloj dice que son las 12:00 del mediodía o las 8:00 de la cena no significa que deba comer. Si lo has hecho en el pasado, entiendes la trampa. Un paso crucial durante la dieta es que nunca debe comer a menos que tenga hambre. Toma las pistas de tu cuerpo, no el reloj.

Error # 3: Obsesionarse con las balanzas: Pesar a menudo puede ocasionar contratiempos, porque no crees que estás progresando tan rápido como quieres en este momento. Tienes que darse cuenta de que los números que está viendo en las escalas son del trabajo realizado previamente; hoy no. Tu peso fluctuará diariamente según el peso del agua, por lo que no es tan confiable, esperes una semana o más antes de pesar.

Error # 4: Obsesionarse con las macros: el plan de

dieta keto elimina gran parte del estrés de contar las macros. Es un proceso simple para rastrear los números, pero sin obsesionarte con ellos.

Error # 5: Falta de compromiso: debes estar listo para cambiar tu estilo de vida y estar decidido a comer para tu salud. Tienes que comprometerte al 100% con el plan para cosechar los resultados prometedores. Solo te sabes cuántos gramos de alimentos has consumido en un día. Sea honesto cuando registres tus cantidades de consumo.

Error # 6: Falta de nutrientes esenciales: Según los expertos, debes obtener sal en tu dieta todos los días. Debes consumir un mínimo de dos cucharaditas cada día, así como vitamina D y magnesio mientras esté en el plan keto. Muchos de los nutrientes se suministran a través de los alimentos.

Error # 7: Comer los tipos incorrectos de grasa: debes evitar los aceites de semillas y vegetales (muchos almacenados en recipientes de plástico). En su lugar, compres grasas saturadas como la mantequilla, grasas animales o aceite de coco, y grasas monoinsaturadas como el aceite de oliva y el aceite de pescado.

Error # 8: Consumir demasiada proteína: la proteína proporciona una macro esencial para desarrollar sus músculos, órganos y otros tejidos blandos. Tus esfuerzos para alcanzar la cetosis se sabotearán si consumes demasiada proteína. El excedente se transformará en glucosa si come más de lo que necesita.

Error # 9: Comparación con otros: El éxito de este plan de dieta depende de lo que crees que es justo y correcto, no de lo que otros piensan que es correcto. Todos ganan y pierden peso de manera diferente; No es una situación única para todos. Solo porque un amigo perdió 30 kilogramos en 30 días y tú no; no te hace un fracaso. Simplemente significa que debes ser más diligente e intentarlo de nuevo.

Conclusión

Las siguientes son algunas de las mejores razones por las que debes hacer tu propio pan. Una vez que los comprendas, es probable que nunca más desees comprar pan comprado en la tienda.

Hornear tu propio pan es mucho más saludable

Ya mencionamos esto en la sección anterior, pero hornear tu propio pan es realmente la mejor manera de hacerlo. Esto se debe principalmente a que está familiarizado con todos los ingredientes que se han introducido en tu bol de pan. Esto es independientemente de si está haciendo pan, pastel, muffins, etc.

Cuando sabes que cada ingrediente que has agregado es orgánico y beneficiará a tu cuerpo, entonces nunca tendrás que preocuparte por los aditivos que se agregan al pan producido en masa.

Independientemente de la frecuencia con la que un fabricante de pan puede decir que su pan es excelente, si ha sido hecho para las masas, el pan inevitablemente tendrá aditivos que de ninguna manera ayudarán a su cuerpo. No quieres comer este pan; quieres comer el pan saludable que has hecho para ti.

Es una gran manera de añadir un toque de tu arte en las celebraciones.

Debido a que hay muchas maneras de hacer pan, puedes incorporarlo en casi cualquier celebración o reunión. Es mucho más gratificante saber que ha creado algo por tu cuenta, en lugar de saber que solo le tomó unos minutos para comprar algo que ya se hizo previamente.

Ciertamente, hay momentos en los que estamos agradecidos de que solo podemos salir a comprar comida, pero es una pena que el mundo moderno nos haya distanciado tanto de algunas formas tradicionales que solíamos preparar nuestra comida.

Hacer su propio pan es una excelente manera de volver a conectarse con su cultura y sentir que ha logrado algo que puede compartir con los demás.

Ayuda a rebelarse contra las grandes corporaciones

No hay muchos momentos en la vida cuando sentimos que realmente podemos hacer un cambio en el mundo, especialmente cuando hay tantas grandes corporaciones que parecen estar tomando el control de todo. Pero sorprendentemente, al preparar tu propia comida, en realidad te estás defendiendo a tí mismo y no estás comprando algo que fue producido solo para satisfacer a las masas, y no algo que fue hecho para proporcionarte nutrición. Defiéndete a ti mismo y a tus seres queridos haciendo algo que prepararás por tu cuenta, sin ser vencido por las grandes corporaciones.

Una dieta cetogénica se basa en la idea de que consumir alimentos ricos en grasas y bajos en carbohidratos acelerará la velocidad a la que su cuerpo quema grasas. Cuando consumes poco o ningún carbohidrato, tu cuerpo entrará en un estado llamado "cetosis".

El propósito de comer comidas cetogénicas bajas en carbohidratos es hacer que el cuerpo ingrese al estado de cetosis. Cuando esto sucede, el cuerpo produce cetonas que proporcionan un suministro de combustible alternativo basado en grasas en lugar de carbohidratos.

Uno de los mayores inconvenientes para volverse completamente cetogénico es que tiene que renunciar a productos horneados como pan, bollos, panecillos, magdalenas, etc. Esto es demasiado sacrificio para muchas personas y es un obstáculo frecuente en el camino hacia la pérdida de peso.

Este libro de cocina tiene como objetivo resolver ese problema. Muchas personas no se dan cuenta de esto, ¡pero hay muchos productos horneados deliciosos que se pueden hacer usando solo ingredientes bajos en carbohidratos que cumplen totalmente con una dieta cetogénica!

Existen varias alternativas populares a la harina de grano que son apropiadas para una dieta cetogénica. Quizás los sustitutos más confiables de la harina refinada con alto contenido de carbohidratos son la harina de coco y almendras, así como la cáscara de psyllium en polvo.

Una de las razones por las cuales las personas no comienzan a hacer su propio pan cetogénico en casa es por el mito de que hacer su propio pan es difícil o requiere mucho equipo especializado.

¡Nada mas lejos de la verdad! Es muy probable que todo el equipo que necesitas para hacer un delicioso pan casero bajo en carbohidratos ya esté en tu cocina.

Necesitará unos buenos tazones para mezclar, bandejas para hornear, moldes para muffins y algunos ingredientes simples que puede encontrar fácilmente en tu supermercado local. ¡Eso es! Nada complicado sobre eso, ¿verdad?

Estas recetas de pan cetogénico están hechas para ser deliciosas y completamente cetogénicas, pero también están destinadas a ser accesibles para todos, independientemente de si tiene un equipo especial para hacer pan o si tiene alguna experiencia para hornear pan.

¡Con estas recetas a su alcance, no necesitas dejar nada entre tu y el éxito de la pérdida de peso con una dieta cetogénica!

Copyright © 2019 Kelly Ketlis

www.ingramcontent.com/pod-product-compliance
Lightning Source LLC
Chambersburg PA
CBHW071815080526
44589CB00012B/804